李建功

老中医医案精选

李金萍　李金凤　李新芳　王晓强　主编

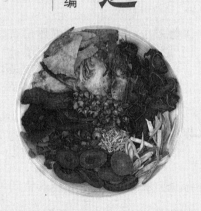

图书在版编目（CIP）数据

李继功老中医医案精选/李金萍等主编.—济南：
山东科学技术出版社,2014.10(2021.1重印)
ISBN 978－7－5331－7613－6

Ⅰ.①李… Ⅱ.①李… Ⅲ.①医案—汇编—中
国—现代 Ⅳ.①R249.7

中国版本图书馆 CIP 数据核字(2014)第 203036 号

李继功老中医医案精选
LIJIGONG LAOZHONGYI YIAN JINGXUAN

责任编辑:韩　琳

主管单位:山东出版传媒股份有限公司
出　版　者:山东科学技术出版社
　　　　　　地址:济南市市中区英雄山路 189 号
　　　　　　邮编:250002　电话:(0531)82098088
　　　　　　网址:www.lkj.com.cn
　　　　　　电子邮件:sdkj@sdcbcm.com
发　行　者:山东科学技术出版社
　　　　　　地址:济南市市中区英雄山路 189 号
　　　　　　邮编:250002　电话:(0531)82098071
印　刷　者:北京时尚印佳彩色印刷有限公司
　　　　　　地址:北京市丰台区杨树庄103号乙
　　　　　　邮编:100070　电话:(010)68812775

规格:32 开(880mm×1230mm)
印张:6.5
版次:2021 年 1 月第 1 版第 2 次印刷
定价:38.00 元

编委会

主　编　李金萍　李金凤　李新芳
　　　　王晓强　李继功
副主编　刘瑞清　汤　明　马海波
　　　　李金国

李继功简介

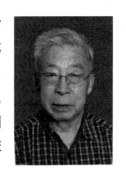

李继功，男，1940年9月出生，山东省昌邑市曹戈庄村人，主任中医师，昌邑市第六届至第十届政协委员、第十届人大代表，潍坊地市级劳动模范及先进医务工作者。早年毕业于山东中医药大学医疗系六年制本科。退休后仍在昌邑市中医院坚持临床工作。

行医近50年来，勤奋好学，坚持夜读、早读，每天学习到深夜，早晨4点半准时起床。坚持多读书、读好书，力求做到博览群书，把"书山有路勤为径，学海无涯苦作舟"视为座右铭。认真研读了《内经》、《伤寒论》、《医宗金鉴》、《本草纲目》等名著。酷爱医术，关爱病人，富有实践精神，做到了有胆有识，不唯书、不唯上，抢救了大批急危重病人，治愈了无数的慢性病患者，解决了一大批疑难杂证，在当地有广泛的社会影响，是人人赞誉的名医生，社会公认的白衣天使。

能较好地总结临床经验，撰写了《糖尿病药膳疗法》。在国家级、省级医学刊物上发表了《验方治疗胃窦炎》、《补中益气汤治疗喷嚏11例》、《三仁汤应用三议》、《易黄汤加味治疗慢性盆腔炎105例》、《中西医结合治疗颅内血肿》、《经方治疗不食面食证》、《清营汤治疗外伤性肝脾破裂伴腹腔感染》、《小建中汤治疗夜间腹痛》等16篇论文。所研制的"接骨散"对肩周炎、网球肘、颈椎病及各种外伤引起的疼痛疗效显著。对卵巢癌、皮肤癌、肝癌、胃癌的治疗也取得了较好的疗效。

从事医疗工作几十年如一日，一心一意扑在医疗事业上，为祖国医学的发展呕心沥血，为人民的健康事业尽职尽责。虽然没有做出什么巨大的功绩，但是受到政府和人民的关心与尊重，个人的事迹被收入中国文联出版社出版的《涛头寻英》，以《御医精髓的继承人》为篇名发表。山东文艺出版社出版的《古今奇观》，以《艰难的起步》为篇名发表。

虽然到了耄耋之年，但工作起来精力充沛，思维敏捷，奉献精神不减，继续为人民的健康事业努力工作。

目　录

第一章 内 科

第一节 白细胞减少症治验

曲某某,女,26岁,昌邑县北孟镇农民,1985年8月25日就诊。

头晕、全身疲乏无力、心悸、失眠2年余。曾去昌邑、潍坊多家医院求治,诊断为心悸、神经官能症、失眠、白细胞减少症等疾病。给予维生素B_1、B_6、B_{12}以及谷维素、鲨肝醇、辅酶A等药物治疗罔效。求诊于中医。刻诊:精神不振,面色萎黄,懒言少语,头晕,倦怠乏力,失眠健忘,近期反复感冒。舌质淡红,苔薄白,脉细弱。血常规:血红蛋白82 g/L,红细胞3.4×10^{12}/L,白细胞3.3×10^{9}/L,中性65%,淋巴26%。

诊断:虚劳(白细胞减少症)。

治法:益气健脾、温肾补精。

方药:归脾汤加味。党参20 g,白术15 g,云苓15 g,黄芪20 g,当归15 g,远志15 g,鸡血藤20 g,酸枣仁15 g,龙眼肉15 g,紫河车6 g(冲),肉桂10 g,补骨脂15 g,木香15 g。水煎服,日一剂。10剂一疗程。禁忌:生冷、辛辣食物及放射性检查。

9月5日二诊:服上药10剂,精神好转,全身疲乏有所减轻,但食欲欠佳,原方加焦三仙各15 g,继续应用10剂,煎服法同上。

9月16日三诊:服上药20剂,诸症继续好转,查血常规血红蛋白120 g/L,红细胞 3.9×10^{12}/L,白细胞 3.8×10^9/L。对治愈好疾病增强了信心。继续应用上方20剂。

10月16日四诊:面色好转,精神好,语言有力,已不疲乏,食欲增加。舌质较前红润,苔薄白。脉细有力。疗效满意,上方去焦三仙,继续应用20剂。

11月6日五诊:头晕、乏力、心悸已愈,能安然入睡。血常规138 g/L、红细胞 4.1×10^{12}/L,白细胞 6.5×10^9/L。已基本痊愈,建议参加工作。

体会:此病属中医的虚劳、血虚、心悸、黄胖病等范畴。多由脏腑亏损、元气虚弱而致。早在《内经》中就提出"五劳所伤",《素问·通评虚实论》有"精气夺则虚"。现代医学认为,因为使用细胞毒素类药物、放射线损伤等原因可引起白细胞减少;或脾功能亢进、严重感染促使白细胞破坏加速;或某些免疫疾病导致白细胞减少,如有的患者伴有粒细胞缺乏症则起病急骤,突然畏寒或寒战、高热、头痛、关节痛、极度乏力。中医学认为,白细胞减少症治疗应遵循"善脉者察色按脉先别阴阳",严格按照"损者益之"、"劳者温之"及"形不足者温之以气","精不足者补之以味"的基本大法。同时认为气血的生成与心、脾、肾三脏有关,尤其与脾肾的关系最为密切。本病案属心脾气虚所致,故投入归脾汤加味健脾养心,益气补血。方中参、芪、术甘温补益脾气;云苓、远志、酸枣仁、龙眼肉、当归甘温酸苦,养血补心安神;肉桂、补骨脂温补肾阳,木香理气行脾,使其补而不滞;更加紫河车血肉有情之品补肾益精养血。现代医学证实,胎盘粉成分组成较为复杂,可分为以下几类:①蛋白质和

内 科

肽类——胎盘球蛋白(制品含有多种抗体),巨球蛋白与血液凝固有关成分,激素及各种酶。②类甾醇激素——雌激素及肾上腺皮质激素。③其他——磷脂、多糖等。能增强抗体抵抗力,注射胎盘球蛋白有抗感染作用。提取物对大鼠实验性溃疡有一定的预防及治疗效果。因含多种激素,注射给药可促进幼年动物之发育。

在临床上除上述症状外兼有五心烦热、自汗盗汗、脉细数者,属气阴两虚,可用生地四物加太子参、枸杞子、黄精、熟地黄、补骨脂等药味治之。若遇见除上述症状外,兼有腰膝酸软、畏寒、肢冷、泄泻、阳痿等症,属脾肾阳虚,宜归脾丸加入菟丝子、鹿角胶、附子、炮姜之辈。

自1980年5月至2013年5月共治疗本病25例,其中两个月治愈者15例,三个月治愈者5例,四个月治愈者4例,治疗五个月效果不明显者1例。25例中,属心脾两虚者18例,气阴两虚者4例,脾肾阳虚者3例。

第二节　补阴还五汤加味治食不知味

黄某某,男,71岁,昌邑市奎聚街办黄辛村人。2010年10月30日就诊。

患者自2009年秋季出现食不知味,苦、甜、酸、辣皆食之无味,甚为苦恼。曾先后到多家医院求治。有的医生讲脾气虚弱无大碍,有的医生说神经衰弱。给予人参归脾丸、谷维素等药,治疗5月余未见效果。刻诊:患者精神尚好,言谈清楚,睡醒后右手有轻微麻木,活动后见轻。舌质淡红,苔薄白,脉弦细。《中医基础理论》(甘肃省新医学研究所编,人民卫生出版社出版)曰:"心开窍于舌。心脉络于舌,心的气血与舌相通,舌质可以反映出心的生理及病理变化。"此证属气滞血瘀,阻塞舌窍。方用:补阴还五汤加味。

方药:黄芪120 g(生),当归尾15 g,赤芍15 g,地龙10 g,川芎10 g,桃仁10 g,红花10 g,石菖蒲20 g。

煎法服法:先用冷水1 500毫升浸泡1小时后,用武火煎沸,改为文火再煎一小时,煎出药汁约800毫升,分三次饭后半小时温服。

方中重用黄芪补气,使气行则血行,即"气为血之帅,血为气之母",通经活络,经络得以通畅;当归尾、赤芍、桃仁、红花、川芎活血化瘀;地龙通经络;石菖蒲辛、温入心经为使药,引诸药直达病所,开窍活血通络。给予中药7剂一疗程。患者谨遵医嘱,服用3剂饮食即食之有味,7剂服尽味觉恢复正常。考虑其手麻木,并且已步入耄耋之年,气滞血瘀难以避免,为巩固疗效,有益于其身体健康,嘱其继续应用上方7剂,手麻木已愈。

一年后,遇其子追问病情,曰:家父之病未再发,已经完全恢复健康。

第三节 补阴还五汤治中风后遗症

郝某某,男,65岁,昌邑市北孟镇曹戈庄村人。1989年6月5日初诊。

患者晨起突然右侧肢体不遂,手不能握筷,脚不能行走,语言不清,流涎。经CT检查结合临床表现,诊断为脑血栓形成。用常规疗法改善脑循环及对症治疗10天未见明显好转。请求中医诊治。刻诊患者右侧上下肢活动不遂,肢体软弱无力,须亲人搀扶方能行走,语言謇涩,面色萎黄,神志呆滞,手足肌张力明显下降,舌质淡红,舌边瘀斑。追问病史:患者高血压病史10年以上。

辨证:气虚血瘀。

方药:补阴还五汤加味。生黄芪120 g,当归尾15 g,赤芍15 g,川芎15 g,桃仁15 g,红花15 g,地龙15 g,丹参30 g,水蛭10 g(胶囊),天麻15 g,钩藤15 g(后下),石菖蒲15 g。日一剂,水煎服。

7天一疗程。应用两个疗程后,症状明显好转,上下肢肌力恢复较快,行动较好,能自己吃饭,语言较清晰。嘱其尽最大努力活动,以多走路为主,加强功能锻炼,禁忌烟酒。继续服药2周后,能生活自理,可从事一般性体力劳动。

方义认识:补阴还五汤出自清代名医王清任《医林改错》,是历代治疗中风、益气活血的著名方剂。由黄芪、当归、赤芍、地龙、川芎、桃仁、红花组成。笔者临床40多年的经验证明,该方在辨证论治的基础上加减治疗以气虚血瘀为主症缺血性中风后遗症,疗效满意。重要的一条经验就是黄芪必须重用,经常用至150～250 g。必要时加入虫类药如水蛭、蜈蚣、全蝎之属,加强活血化瘀、搜风通络的作用。灵活加减运用,多数患者可获得满意的治疗效果。

方药组成:加味补阴还五汤。

黄芪120 g,赤芍15 g,川芎15 g,地龙15 g,桃仁15 g,丹参30 g,牛膝15 g,当归15 g,红花15 g,水蛭10 g(胶囊),蜈蚣3 g(胶囊),全蝎3 g(胶囊)。每日一剂。常规煎两次,取汁750毫升,分早、中、晚三次饭前温服,七天一疗程。

临证加减:气虚偏严重的,舌质淡,苔薄白,脉细涩或弦细,重用黄芪150～200 g;脾虚便秘者加生白术、肉苁蓉;脾虚湿困苔腻者加苍术、砂仁;痰瘀阻络、口眼歪斜、语言不利、失语、失聪者加石菖蒲、胆南星、僵蚕、蜈蚣;兼阳明腑实证者,大便干燥,数日不行,舌质红,苔黄腻或燥,脉弦滑有力者,加大黄、芒硝、元参,以泻火育阴;若手足拘挛,加伸筋草、透骨草、红花各10 g,置于搪瓷盆中加清水2 000毫升煮沸10分钟,浸泡15～20分钟,温度以50～60℃左右为宜,药汁降温再加温后再浸泡,手足指趾自觉进行自主屈伸活动,每日三次,一个月一疗程。一剂药浸泡两天。

经验总结:半身不遂后遗症,要注意分清急性期和恢复期。急性期多见肝阳上亢、痰热腑实或风痰血瘀等现象。但是其根本为正气不足,气血虚衰,所以到恢复期出现气虚血瘀症状。血瘀是果,气虚是本,因气虚推动无力,导致血瘀,筋脉失养,日久难复,故脑血栓形成,多出现气虚血瘀。也有的在恢复期出现阴虚风动或气阴两虚,但是病久往往出现气滞血瘀。病因有异,但是结果相同。结合临床经验,脑梗死患者多有舌象淡胖,或伴有瘀斑,因而立方用药,宜益气活血为总原则。加减运用王清任所创立的补阳还五汤,做到了谨守病机,重用黄芪为君,以活血化瘀或加入虫类药为臣。结合现代医学研究,该方有改善病人血小板活化和纤溶性异常,改善病人血液微循环不良,调节机体功能,减轻脑细胞的损害,恢复脑细胞的生理功能。

第四节　丹栀逍遥散加减治疗鼻衄

一、药物组成

1方:丹皮炭15 g,栀子炭15 g,当归15 g,赤芍15 g,柴胡15 g,黄芩炭15 g,白术10 g,白茅根30 g,大蓟15 g,小蓟15 g,陈棕炭15 g。

2方:大蒜100 g,芒硝50 g,共捣为泥。

二、用法煎法

1方:用凉水浸泡1小时后,先用武火烧开,再用文火煎30分钟,倒出药液,再加入温水如前煎法。两次共煎出药水750毫升,混合分三次饭前30分钟温服。

2方:外敷于涌泉穴,纱布敷盖,胶布固定。左鼻孔出血敷于右涌泉,右鼻孔出血敷于左涌泉。一般外敷3小时左右。

嘱患者禁忌辛辣食物。

三、涌泉穴

定位:在足底(去趾)前1/3处,足趾跖屈时呈凹陷中央。

作用:属足少阴肾经井穴,滋养肾水,引火归元。主治头痛、头昏、目眩、失眠、失音、惊风、昏厥、鼻衄等。现代研究,电针该穴能治疗膈肌痉挛、癔症性失语、瘫痪。按压或针刺该穴配合劳宫治疗心绞痛,改善冠状动脉供血。治疗偏头痛、头晕、目眩。大蒜、芒硝共捣为泥外敷该穴能引火归元止血。

四、适应证

肝郁血虚火旺型鼻衄。

五、药物加减

1. 若呛咳少痰、舌质红、苔薄黄、脉数者,加桑白皮、地骨皮15 g、元参15 g、麦冬15 g。

2. 若口渴引饮、口臭鼻燥者,加石膏50 g、知母15 g、大黄10 g。

3. 若孕妇应用时,加菟丝子20 g、杜仲炭15 g、川断15 g。

六、临床疗效

自1978 年10 月至2010 年10 月共治疗42 例,其中单鼻孔出血者41 例,双鼻孔出血者1 例。男性29 例,女性13 例。左鼻孔出血者24 例,右鼻孔出血者19 例。年龄最小者12 岁,最大者84 岁,平均年龄52.5 岁。7 天一疗程,一疗程治愈者23 例,占54%;二疗程治愈者17 例,占40%,治愈率95.2%。无效2 例,占4.7%。其中一例服药后有鼻痒、鼻胀及全身热感,考虑有可能对某药过敏。

七、典型病例

例一:曹某,男,84 岁,昌邑市下营镇曹家店村人。2002 年10 月6 日就诊。

5 天前因打喷嚏时突然左鼻孔流血,约300 毫升,经用肾上腺素纱布塞鼻,额头冰袋冷敷及静脉滴注维生素 C、维生素 K_1、止血芳酸等5 天仍反复出血。每次出血前,鼻腔有胀痒感。刻诊:肥胖、高大,体重 126 kg,血压 224/120 mmHg,面色红润,神志清楚,精神紧张,烦躁易怒,头晕、头痛、头胀,舌质红、苔薄黄、脉弦滑。证属肝郁化热,血随气逆,上溢于鼻之血络。立即给予 1 方水煎服 7 剂,2 方外用一次。同时加用复方降压片、氢氯噻嗪。10 月 9 日电话追访:用药第一天后鼻部流血停止。用药至第七天鼻出血未复发。为巩固疗效,1 方、2 方继续应用一疗程。用药一个月后、一年后分别电话追访,未再鼻衄。

例二:邢某某,女,23 岁,昌邑市北孟镇大庄村人。2010 年 6 月 1 日就诊。

右鼻孔出血 7 天,日三四次,每次出血约 10～20 毫升,怀孕 3 月余。刻诊:血压 106/60 mmHg,面色潮红,烦躁、胁痛,口臭、鼻干,白带色黄量不多,舌质红、苔薄黄,脉弦滑。诊断:①肝经郁火血热鼻衄;②妊娠。给予方 1 加菟丝子 20 g、川断 15 g、杜仲炭 15 g,7 剂,上方 2 两次外敷药,带药回家治疗。服后第七天、一年后分别电话追访:服药第三天及外敷一次即鼻出血停止,一年后足月妊娠自然分娩一男婴,母婴健康,未再鼻出血。

体会:鼻衄即鼻出血。中医学治疗本病有悠久的历史,丰富的理论,良好的疗效。究其发病原因,不外乎积怒伤肝、积忧伤肺、积思伤脾、失志伤肾、暴喜伤心,此皆能动血,随气上溢,或饮酒过多,或跌扑意外损伤。最常见者为肝郁气滞、郁久化火、肝火上逆,或暴怒伤肝、肝阳上亢、木火上炎,迫血妄行,血自鼻出,发为鼻衄。多伴有头痛、头晕、口干善怒、目赤面红,舌质红、脉弦细。皆肝火上乘伤及阴血,致阴虚火旺,血络受损所致。丹栀逍遥散加味是以逍遥散为基本方,其主要作用疏肝解郁,用当归、白芍养血柔肝;柴胡疏肝解郁;黄芩炭、栀子炭、丹皮炭清泄肝中郁热以止血;大蓟、小蓟、白茅根、陈棕炭凉血、止血、散瘀。诸药共用达到解郁清热、养血、凉血止血的目的。

大蒜性辛、温,功可解毒、健胃、杀虫。其作用越来越被社会各界所重视。北京中医药大学设有专门大蒜研究室。其预防流感、流脑,治百日咳、肺结核、消化不良、肠炎、痢疾已广泛应用于临床。其所含的挥发油、大蒜氨酸、大蒜辣素以及微量的碘等,临床应用日益重要。其预防癌症、降血压、降血脂、降血糖的作用已为广大医患人员所接受。特别是在服用大蒜前10~15分钟先捣成泥再食用,效果更佳。经验认为,配合清泄大肠积热软坚的芒硝,共捣为泥外敷涌泉穴引火归元,补肾水以引火下行,即所谓引火归元,再配合中药汤剂辨证治疗鼻衄有良好疗效,已为患者所信服。所以用全方解郁泄热、凉血止血、引火下行治疗鼻衄。特别指出大蒜外敷时间过长容易损伤皮肤,望广大医患人员重视。

第五节　当归六黄汤加味治疗盗汗症

刘某某,男,71岁,昌邑市退休老干部,2012年11月22日就诊。

盗汗3年余,动则出汗。夜间睡醒后全身出汗,上半身汗更多,伴有阴囊出汗,潮湿黏腻,腥臭味,口干鼻燥,疲乏无力,舌质红绛,苔薄微黄,脉弦数。

证属:阴虚内热盗汗。

治以:滋阴清热止汗。

方药组成:①内服方:当归15 g,生地黄15 g,熟地黄15 g,

黄芩15 g,黄连15 g,黄柏15 g,黄芪30 g,龟板胶15 g(烊化),白芍15 g,煅牡蛎50 g,知母15 g,浮小麦30 g,麻黄根30 g。水煎服,日一剂,10剂一疗程。②外洗方:黄柏50 g,苦参50 g,白矾50 g,五倍子50 g,煅龙骨50 g,煅牡蛎50 g。水煎外洗,日两次,一次洗30分钟,一剂洗三天,共用3剂。

12月25日二诊:药后汗出明显减少,阴囊潮湿异味显著减轻,但仍有疲乏无力,舌质略有绛色,苔薄白脉略弦数。上方改黄芪60 g、改党参为西洋参10 g。内服方再服用10剂,外洗方再用3剂外洗。

服药后诸症悉解。1年后电话追访未见复发。

按:《简明中医辞典》曰:"当归六黄汤系《兰室秘藏》方……功能滋阴清热,固表止汗。治阴虚有火而致的汗出发热、面赤口干、心烦唇燥、便难尿赤、舌红脉数者。"《中医方剂学讲义》曰:"汗本心之液,其出入关乎肝肺,营分开阖肝司之,卫分开阖肺司之。顾营卫各有所虚,则各有所汗,阳虚汗责在卫,阴虚汗责在营,然必相须为用,卫气不固于外,由阴气之不藏,营气失守于中,由阳气之不秘,故盗汗之法有二:一由肝血不足,木不生火而心亦虚,酸枣仁汤补肝以补心也;方以肝气有余,木反侮金,而肺气亦虚,当归六黄汤治肝以治肺也。是亦当归之辛养肝血,黄连之苦清肝火,一补一泻,斯为主治。肝火之动,由水虚无以养,生地凉营分之热,熟地补髓中之阴,黄柏苦能坚肾,是泻南补北之义也。肝木之实由金虚不能制,黄芪益肺中之气,黄芩清肺中之热,是东实西虚之治也。惟阴虚有火,关尺脉旺者始宜。若阴虚无气,津脱液泄,又当以生脉、六味固阴阳之根,若用芩、连、柏苦寒伤胃,使金水益虚,木火益旺,有措手不及之虞矣。"本案盗汗属阴虚内热之证,故用本方,复加龟板胶、白芍疏肝滋肝肾之阴;知母清其内热;麻黄根、浮小麦、煅牡蛎固其表,达到了桴鼓应声之良效。

第六节　釜底抽薪治疗咳喘

刘氏,女,75 岁,昌邑市北孟镇曹戈庄。1980 年 11 月 30 日就诊。吾之三祖母。

咳喘 20 年余加重 11 天。追问病史:20 年余来反复咳嗽、喘,咳吐白色黏稠痰,有时咳吐黄痰,活动则咳喘加重。本次发作 10 天前因其娘家侄的孩子过百岁,人多炕热出汗,外出方便时觉一阵冷风吹来,全身寒战,继之咳吐黄痰,量较多,用青霉素 80 万 U、链霉素 0.5 g 日两次肌注,10 天效果不明显。刻诊:体温 38.9℃,面色潮红,神志清楚,张口呼吸,胸膈满闷,憋气,过午 2~3 点钟发热加重,食欲不振,口渴引饮,大便秘结,7 天未大便,腹胀,舌质红,苔黄而干,脉弦滑数。证属肺内大热兼阳明火盛,腑气不降。治以清泄肺金,通腑清热降浊,釜底抽薪法。

方用:麻杏石甘汤合大承气汤加减。

药用:炙麻黄 15 g,苦杏仁 15 g,石膏 50 g,甘草 15 g,大黄 15 g(后入),厚朴 10 g,枳实 15 g,芒硝 10 g(包、冲),大枣 30 g,葶苈子 30 g。

煎法用法:以凉水 1 100 毫升浸泡 1 小时,煎取 550 毫升,去渣,内大黄,更煎 500 毫升,内芒硝更上微火煮沸 5 分钟。稍温服 1/2 剂,2 小时未见明显好转,再温服余下 1/2 剂。约 3 小时后,排便硬矢三枚,如鸡子大,频频矢气,咳嗽喘明显好转,吐痰减少约 1/2,自觉舒服。第二天大黄、芒硝各减去 1/2 量,如上煎法,分三次,饭后温服,病情继续好转。第三天上方去芒硝,改大黄 3 g 再服 1 剂。体温降至 36.5℃,有时咳吐少量白痰,已不喘,食欲增加,大便日一次较软。给予蜂蜜 500 毫升,百合 200 克研细,熬成蜂蜜百合膏,每次一大匙白开水冲服,日三次,身体健康逐渐恢复。

体会:吾三祖母患此重病,命有旦夕之虑,用此特殊方法治疗,心中忐忑之情难免,但是想到在大学读书时全国、全省各位名老中医、老教授讲到釜底抽薪抢救急危重病成功的事例,又觉心中踏实了许多。

方义分析:炙麻黄宣肺平喘;苦杏仁止咳平喘、开提肺气;石膏清泄肺中大热;甘草和中,共同具有清泄宣肺、祛痰平喘之功;大黄苦寒清泄大肠实热;芒硝咸寒、软坚润燥;枳实、厚朴苦温行气,破结除满,共同清泄阳明腑中实热。《灵枢·经脉篇》曰:"肺手太阴之脉,起于中焦,下络大肠。""大肠手阳明之脉……入缺盆,络肺。"手与大肠经脉互相络属,构成表里关系。《中医基础理论》(甘肃省新医学研究所编,人民卫生出版社 1976 年)曰:"肺脏属里,大肠为腑属表,其间有经脉互相络属,构成表里关系。大肠的传导,有赖肺气的肃降,肺气肃降则大便通畅……大便不通也会影响肺气的肃降,出现胸膈满闷、气逆而喘。"临床上治疗某些实证喘咳,加用大黄、芒硝之软坚通便,泻阳明腑实之火,则能起到清泻肺热、攻下积滞的作用。用此法清泄大肠、泻热通便治疗肺中实热咳喘方法,即釜底抽薪,使久治不愈之重症药到病除,实实在在说明了中医理论的正确性、实用性。再加葶苈大枣泻肺汤清泄肺中痰饮,疗效更加显著。更加用蜂蜜百合膏,润肺止咳,健脾胃,强肾阴,治疗热病后余热未尽之肺肾阴虚,使之尽快恢复阴阳平衡。

第七节　附子理中汤加减重用附子

治寒凝气滞腹痛验案

患者女,55岁,昌邑市某小区居民。2008年10月17日就诊。

患者因生活条件优越,恣食生冷、瓜果食物及冰糕,甚至几日不进热食饮。延至晚秋渐觉胃脘饱胀、嗳气,上腹部持续性疼痛,阵发性加重,发作则辗转不安、呼天叫地、四肢厥冷、大便稀软,日二三次,伴有肛门下坠感,小便清长,曾去某医院静滴头孢曲松一周,有一时性好转,停药不久即复发。后又请医生诊治,给予《金匮要略》名方三物备急丸(大黄、巴豆、干姜)攻逐泻滞之法,仍腹痛不减,脐周疼痛,伴有少腹下坠,全身疲乏无力,反复求医月余,屡治罔效。

刻诊:精神萎靡,消瘦体弱,少气懒言,口淡无味,不思饮食。查体温36.5℃,血压126/70 mmHg,双肺(-),心率66次/分,心律规正,腹软,肝脾不大,触痛(-),脐周压痛(+),反跳痛(-),无包块。血常规(-),大便常规(-),舌质淡红而润,脉沉弦。

辨证:寒凝气滞。

治以:温中散寒,行气化滞。

方用:附子理中汤加味重用附子。

处方:人参6 g,白术15 g,炮姜20 g,肉桂20 g,附子20 g,白芍30 g,炙甘草30 g,木香15 g,槟榔片15 g,川朴15 g,青皮15 g,砂仁15 g,元胡15 g,莪术15 g。

煎法、服法:冷水浸泡30分钟至1小时,附子先煎30分钟后,加入余药,武火烧沸后再用文火煎30分钟,每剂煎煮两次,共煎药汁750毫升,混合,分三次饭前30分钟温服,禁忌生冷饮食,7剂一疗程。

10月25日复诊:服上药一疗程后症状大减,腹痛基本控制。效不更方,继续应用上方7剂,药尽病除,食欲增加,精神好转。嘱其忌食生冷饮食三个月,半年后随访,一切良好。

体会:患者长期恣食寒凉、生冷,此种恶习伤及脾胃之阳,寒邪阻塞气机,致气血不通,不能输送精微,温暖四肢百骸,不能"水精四布,五经并行",致气血不通,不通则痛。前医误用"三物备急丸"反复下之,不但寒邪不能解,反而忘记了"虚虚实实"之戒,一误再误,使脾胃更虚,气滞更甚,诸症更重。必须重用附子大辛大热之辈,驱除阴霾,使寒邪驱散,阳气得通。更佐以人参、白术、炮姜、肉桂之属,健脾益胃,温煦后天之本。再以山楂、元胡、砂仁、白芍、炙甘草、枳壳、青皮之类理气行滞、止痛开胃,使脾胃恢复正常的生理功能。更要严格执行禁忌生冷饮食,使脾胃不再受伤。中医忌口是治疗疾病不可分割的重要组成部分,切不可小觑。

第八节　膈下逐瘀汤治疗痼泻

王某某,男,67岁,辽宁省辽阳人。2012年1月25日就诊。

腹痛、腹泻30年余,大便稀薄,日5~7次,完谷不化,有少量黏液,晨起即泻二三次,腹胀,左下腹刺痛不移,食欲欠佳,喜温按,恶寒凉,全身疲乏无力。曾反复入沈阳多家医院诊治,诊断为慢性肠炎或溃疡性结肠炎。用中西两法反复治疗,或罔效,或暂时好转不久即复发。随其打工女儿来昌邑求诊。刻诊:面色㿠白,精神萎靡,懒言少语,形体消瘦,舌质淡红,苔薄白,脉弦细。此属脾肾阳虚,火不生土,治以温补脾肾之阳,补火生土,渗湿固肠。拟方重剂参苓白术散加味。

党参30 g,云苓30 g,炒白术20 g,白扁豆30 g,陈皮15 g,炒山药30 g,砂仁10 g,益智仁15 g,桔梗5 g,附子30 g(先煎),肉桂30 g,炮姜30 g,补骨脂15 g,石榴皮20 g,焦山楂20 g。水煎服,日一剂。

2月1日复诊:上方用量较大,特别是附子、肉桂、炮姜可谓重剂。用7剂后腹泻次数似有减少,疲乏无力、精神不振似有好转,但效果很不理想。经过再思考,此属久病痼疾,虽然理法方药合理,亦不能立竿见影,可能与用药时间较短有关,再嘱患者继续服用7剂。

2月8日三诊:腹痛、腹泻效果仍不明显,仍时时如厕,苦不堪言,反复斟酌其原因,忽然想起清代著名医学家王清任曾对该病有精辟的论述。复读《医林改错·膈下逐瘀汤》篇曰:"泻肚日久,百方不效,是总提瘀血过多,亦用此方。"后豁然醒悟,此患者腹痛腹泻30余载,久泻不止,久病必瘀,并且有左腹部疼痛不移,正是瘀血之症,遂投以活血化瘀之品,方药如下:

桃仁12 g,牡丹皮10 g,赤芍10 g,乌药10 g,元胡9 g,当归12 g,炙甘草10 g,肉桂20 g,附子20 g,炮姜30 g,石榴皮30 g,补骨脂18 g,吴茱萸10 g,肉豆蔻10 g,五味子10 g,大枣30 g。水煎服,日一剂。服用7剂一疗程。

2月15日四诊:大便次数明显减少,日二三次,已经成形,但是仍为软便,完谷不化已愈,精神好转,食欲增加,嘱其再用

7 剂一疗程。

2 月 23 日五诊:大便已硬,日一次或两日一次,腹痛已愈,为巩固疗效,防其复发,嘱其再用上方 3 剂量,加工成细粉,每次 20 g,日三次饭前温开水冲服。严禁生冷饮食及酒水。2013年 1 月追访已经痊愈,未再复发,体重增加 4 千克。

古人云久病必虚,久病必瘀。患者腹泻 30 余载,脏腑功能失调,肠道有瘀血停滞,致使肠道局部狭窄,不通则痛,致泻下腹痛。上述表现皆因肠道瘀血所致血运缓慢瘀结于里。瘀血与肠道滞气相互凝结,胶固难解,故非以活血化瘀不能解其瘀,不能止其泻。

现代医学认为,瘀血一般都有局部缺血、循环障碍、局部水肿、组织增生及变形等病变,应用活血化瘀药物,疏通气血,改善微循环,使瘀血清除,器官功能恢复。本方所用赤芍、川芎、红花、当归、元胡、炙甘草等均能扩张血管,改善微循环,改善局部的供血,致使胃肠功能完全恢复,痼疾痊愈。

第九节　加味归脾汤治疗疲劳综合征

马某某,男,42 岁,昌邑市个体厂厂长。2010 年 10 月 22日就诊。

全身疲乏无力,烦躁,记忆力下降,思想不集中,失眠多梦,健忘,食欲欠佳,腹胀 1 年余。曾去多家二甲、三甲医院检查血、心肌酶谱、肝功能、血糖、血脂、心电图等均未发现明显异常。给予维生素 C、E、B_{12} 以及辅酶 Q_{10} 等治疗 2 月余无明显效果。刻诊:精神不振,面色萎黄,懒言寡语,多愁善感,腰膝酸软无力。血压 128/78 mmHg,双肺(−),心率 76 次/分,律正,腹软,肝脾不大,舌质淡红,苔薄白,脉沉弦细。

诊断:慢性疲劳综合征(心脾两虚)。

治则:健脾益气,补益心血。

方用:归脾汤加味。

处方:党参30 g,黄芪50 g,白术15 g,云苓15 g,酸枣仁30 g,木香15 g,炙甘草15 g,远志10 g,当归15 g,龙眼肉15 g,紫河车5 g(冲),山萸肉18 g,山药30 g,生姜15 g,大枣30 g,怀牛膝30 g,木瓜30 g,石菖蒲30 g。水煎服,日一剂,7 天一疗程。

方义分析:紫河车大补元气;参、芪、术、草、山药甘温补脾益气;云苓、远志、酸枣仁、龙眼肉、当归甘温酸苦,补血养心,安神定志;木香理气醒脾,使补而不滞;山萸萸补益肝肾;牛膝补益肝肾,强筋健骨;石菖蒲醒脑开窍;全方共奏健脾益气补心养血之功。

10 月 29 日二诊:用上药后全身疲乏无力好转,失眠多梦改善,心情较前愉悦,再继续应用上方7 剂。

11 月 6 日三诊:身体较前强壮,已经不疲乏,食欲增加,睡眠尚欠满意。再用上方一疗程。

2012 年 2 月电话追访:诸症已愈,工作正常。

按语:《素问·灵兰秘典论》曰:"心者,君主之官,神明出焉。"心藏神而主血,脾主思而统血,思虑过度必伤心脾。特别是当今竞争激烈,生活工作节奏加快,思想压力过大,精力消耗过多,体力不断地透支。思虑过度劳心伤脾,神气困顿,食不甘味,夜不能安睡,进一步劳伤心脾。脾胃为后天之本,气血生化之源,脾虚血少,则心失所养而益虚,"神明"之主倍感不足。故用上方补益心脾,气旺血生,诸症乃除。

临床小结:自 2000 年 10 月至 2011 年 10 月共治疗本病 45 例。其中 2 疗程痊愈 25 例,占 55%,3 疗程痊愈 19 例,占 42%,治疗 3 疗程无效 1 例,占 2%。

第十节　经方治肺热咳喘案

张某某,男,10 岁,昌邑市奎聚街办中台村人。2011 年 5 月 23 日就诊。

主诉:患儿发热、咳嗽、喘、胸闷、不透气 1 月余,加重 5 天。一个月前患儿发热,体温波动在 38.5~39.5℃,咳吐黄痰,以支气管肺炎、左肺不胀入本地某医院,给予消炎祛痰等西药住院治疗 25 天,除体温基本控制外,余症无明显效果。现仍咳嗽、胸闷、喘促等症,逐渐加重。近五天来咳喘更甚,不能平卧,夜间尤重,难以入睡。刻诊:咳嗽、喘,吐黄痰量多质稠,气急鼻煽,喉鸣痰涌,声如拉锯,鼻流黄涕,小便黄,大便干,二三日一次。舌质红,苔黄腻,脉弦滑数。听诊:双肺满布痰鸣音,心率 110 次/分,律正,腹软,肝脾不大。西医诊断:喘息型支气管肺炎并肺不胀。

辨证:痰热闭肺。

治宜:泻肺定喘,清热涤痰。

方药:麻黄杏仁甘草石膏汤合葶苈大枣泻肺汤加味。

处方:炙麻黄 10 g,苦杏仁 10 g,甘草 10 g,石膏 30 g,葶苈子 10 g,大枣 15 g,黄芩 10 g,半夏 10 g,生姜 10 g,鱼腥草 15 g,莱菔子 10 g。每日一剂,水煎两次,共煎水 450 毫升,分三次温服。

5 月 26 日二诊:服上药至第三剂,突然剧烈咳嗽,吐黄稠痰约持续1小时,吐痰约150～180毫升,随之咳嗽喘逐渐好转,大便通畅日一次。但仍有舌质红、苔薄黄、脉弦滑略数。听诊:双肺呼吸音清晰,左上肺有少许痰鸣音。继续用上方3剂。

5月29日三诊:咳嗽吐痰已愈,精神好,食欲增加,自己要求上学。2012年9月8日追访其母:患儿发育良好,未再发咳喘病。

体会:小儿咳喘肺炎是儿科常见病、多发病。小儿元气未充,抵抗力弱,为稚阴稚阳之体,其病势来去变化迅速,故应及时控制病情,恢复常态。麻黄杏仁甘草石膏汤为《伤寒论》方,主要治疗风邪闭郁肺经,气机不通,聚液为痰,痰壅气道,窒塞不通,故治气逆喘咳而喉鸣痰涌所致的"汗出而喘"。再合葶苈大枣泻肺经泻肺平喘,以治疗痰涎涌盛,咳嗽喘急。葶苈子在《中药学》(吕广振主编,山东科学技术出版社)曰:"干燥种子之醇提取物,均表现强心作用,对在位猫心可使之停止于收缩期,在位兔、猫心、猫心肺装置,猫心电图等研究,均使心脏收缩加强,心率减慢,心传导阻滞,对衰竭的心脏可增加输出量,降低静脉压。又有利尿作用。"所以用于肺心病、心力衰竭之水肿咳嗽、喘等症。黄芩、鱼腥草清泄肺热,治肺热咳喘。半夏、生姜、莱菔子温化痰饮,即所谓"病痰饮者,温药和之"。在大队的苦寒清热药中加入佐以温肺化痰,有利痰饮的治疗,加快疾病恢复。

此病案因辨证较准确,应用经方理法方药较恰当,虽然病情急重,病期较长,仍取得了较理想的疗效。以后给予百合300 g(研细末)加蜂蜜500 g熬成膏,每次一匙,日三次频频服之,清热润肺止咳,加强患儿体质以善其后。

内科

第十一节　经方治疗肝咳案

于某某,男,75 岁,昌邑市某局干部。2011 年 8 月 23 日就诊。

咳嗽、喘 11 年余加重 15 天。11 年前因感冒咳嗽、喘,经治疗好转,嗣后每因感冒即咳吐黄稠痰,量多,无腥臭味,伴有呕吐黄苦水。在医院拍胸片示:肺部阴影增大,肺纹理粗乱,双肺透亮度增加,两膈低位。心电图示:大致正常心电图。诊断:慢性气管炎并感染、肺气肿。给予消炎输液 15 天,效果不明显。刻诊:精神抑郁,咳嗽吐黄稠痰,胸部疼痛,活动时加重,并向右胁部放射,食欲不振,恶食油腻,舌质红,苔黄腻,脉弦滑。查:血压 126/84 mmHg,胸廓呈桶状,双肺可闻及痰鸣音,心率 84 次/分,律正,A2 > P2,主动脉第二音↑,右上腹触痛(+)。

证属:肝火犯肺,肝咳。

治宜:清肝泻胆,泻肺平喘。

方用:麻杏甘石汤合小柴胡汤加味。

处方:炙麻黄 15 g,苦杏仁 15 g,石膏 50 g,甘草 15 g,白果 20 g,半夏 15 g,炙冬花 15 g,柴胡 15 g,黄芩 15 g,葶苈子 30 g,大枣 30 g,紫苏子 15 g,莱菔子 30 g,白芥子 15 g,枳实 20 g,竹茹 30 g,大黄 6 g。水煎服,3 剂。

先用冷水浸泡 30 分钟,先煮上 16 味,煮沸 25 分钟,再加入大黄,再煮 5 分钟,倒出药汁。加入温水再煎煮 30 分钟,两次共煎液 750 毫升,分三次饭后温服。

8 月 26 日二诊:咳嗽、喘已去大半,吐痰明显减少。胸痛已减轻。继用上方 3 剂。

8月29日三诊：咳嗽、吐痰已愈，舌质较红，苔薄微黄。脉弦略滑。再服上方2剂，一剂服用2天。

2012年3月追访：咳喘已愈，食欲好，体重增加3 kg。

体会：《素问·咳论》曰："五脏六腑皆令人咳，非独肺也……肺咳之状，咳而喘息有音……肝咳之状，咳则两胁下痛，甚则不可以转，转则两胁下满……肝咳不止则胆受之，胆咳之状咳呕胆汁。"

本案患者咳嗽吐黄稠痰，是谓肺热痰涌，故用麻杏甘石汤清凉宣泄，清除肺金之热，以平痰热咳喘。伴有咳则两胁、胸疼痛即所谓"咳则两胁下痛"，因足厥阴肝经之脉经过之处"属肝、络胆，上胸膈，布胁肋。"亦是胆足少阳之脉经过之处："以下胸中，贯膈、络肝、属胆，循胁里"。所以肝胆之火热影响肺之痰热，即所谓"木火刑金"，咳则胸胁疼痛，呕吐黄苦水。用半夏、黄芩、柴胡、甘草、大枣等即小柴胡汤之义，再加枳实、竹茹即是温胆之义，清肝利胆，治肝胆痰热上扰之咳嗽咳喘。葶苈子、大枣合用即葶苈大汤泻肺满，治肺因痰涎壅塞而咳、喘者。紫苏子、白芥子、莱菔子即《韩氏医通》三子养亲汤，功能顺气降逆、化痰消滞。治疗气逆痰滞而致的咳嗽、气喘。

《伤寒论》云："上焦得通，津液得下，胃气因和。"此三句是金针之度。《伤寒论》小柴胡汤谓："咳者去人参、生姜加干姜、五味子。"此为伤寒言，而不尽为伤寒言也。所以取"上焦得通"三句，用此方治疗肝咳往往获较好疗效。

此案虽病程久，但是谨守病机，各司其属，病因以除，肝咳诸症，自然通而解。

第十二节　巨大胆囊治验

赵某某,女,38 岁,昌邑县丈岭镇人,1984 年 5 月 12 日就诊。昌邑县丈岭分院四病室 29 床,住院号 842156。

往来寒热,体温波动在 38.5~39.8℃之间,巩膜及全身皮肤发黄 11 天,伴有食欲不振、两胁胀满疼痛,腹胀、腹部硬块。就诊前乡医诊断为:发热、腹部包块待诊。给予青霉素 80 万 U,日两次,链霉素 0.5 g,日两次肌注,及静脉补液每日 1 500 毫升。刻诊:精神不振,神志清楚,面色潮红,巩膜黄染(＋),皮肤黄染(＋),项软,双肺无罗音,心率 96 次/分、律齐,腹硬,右上腹触(＋),反跳痛(±),右胁下可触及约 15 cm × 5.4 cm 包块,质较软,光滑,边缘清楚,大便硬,两三日一次,小便短黄,舌质红,苔黄腻,脉弦滑。血常规,白细胞 14.8×10⁹/L,中性 85%,尿常规(－)。诊断为:阳黄(肝胆湿热),腹部癥瘕,性质?给予青霉素 80 万 U 每 8 小时一次,链霉素 0.5 g,日两次肌注,治疗 8 天,病情无明显改善。为明确诊断,于 5 月 21 日转上级医院检查。某医院 B 超示(B 超号:840186):①肝胆大小、形态正常,被膜光滑,肝实质回声均匀,门静脉及肝内外胆管未见扩张。胆囊体积增大,形态饱满,大小约 14.2 cm × 4.5 cm,壁增厚约 0.5 cm,毛糙,囊内可见散在点状及絮状回声,随体位移动活动。胆总管未见增宽。胰腺大小形态正常,实质回声均质。脾脏大小形态正常,实质回声均质。双肾大小形态正常,实质回声均质,集合系统无分离,内未见明显异常回声。意见:符合急性胆囊炎声像图表现。肝、胰、脾、双肾声像图未见异常。初步诊断为:①阳黄(肝胆湿热);②水湿内停;

③癥瘕;④急性胆囊炎(巨大胆囊)。

治宜:清热燥湿、通调水道、化瘀消癥瘕。

方用:茵陈蒿汤合五苓散加味。

处方:茵陈30 g,大黄30 g,栀子15 g,云苓30 g,桂枝10 g,猪苓30 g,泽泻30 g,白术30 g,金钱草30 g,海金沙30 g,三棱15 g,莪术15 g。水煎服,日一剂,7天一疗程。继续应用青霉素、链霉素7天。

5月29日查房:往来寒热逐渐好转,体温波动在37.5~38.5℃之间,腹胀、腹痛进一步减轻,腹部包块明显缩小,仍可触及,长约9 cm×3.5 cm。严密观察病情,日日观察包块变化。继续应用上方7剂,停用青霉素、链霉素。

6月12日查房:经治疗后,诸症进一步好转,腹部包块缩小至6 cm×3 cm,触痛(±),但有恶心、喜呕,舌质红、苔薄白略黄、脉弦滑。上方加半夏15 g、生姜15 g,继续治疗一疗程。

6月19日查房:体温降至36.5~36.8℃,巩膜、皮肤黄染(-),食欲增加,恶心、呕吐已愈,大便通利,日一次,腹部肿块未能触及,右上腹触痛(±)。去半夏、生姜。再用4剂,煎服法同前。

6月23日查房:精神好,腹胀、腹痛已愈,右上腹触痛(-),疗效满意。建议患者再次到上级医院做B超复查。

8月24日某医院B超复查所见:肝脏大小、形态正常,实质回声均质。肝内胆管及门静脉无扩张,CDF1未见异常血流信号。胆囊大小、形态正常,壁不厚,囊内透声可。胆总管未见增宽。胰腺大小形态正常,实质回声均质。脾脏大小形态正常,实质回流均质。双肾大小形态正常,实质回声均质,集合系统无分离,内未见明显异常回声。意见:肝、胆、胰、脾、双肾声

内 科

像图未见明显异常。血常规白细胞8.6×10^9/L,中性70%。已经基本恢复健康,建议出院。

体会:如此巨大胆囊在临床实属罕见。胆囊炎属中医学胁痛、黄疸、腹痛、癥瘕等疾病范畴。肝居胁下,其经脉布于两胁。《灵枢·经脉篇》曰:"肝足厥阴之脉……属肝,络胆,上贯膈,布胁肋。"又曰:"足少阳胆之脉……以下胸中,贯膈,络肝,属胆,循胁里。"《灵枢·五邪篇》曰:"邪在肝,则两胁中痛。"因为肝胆皆居胁下,其经脉布于两胁,故肝胆受病,大都出现胁下疼痛证。肝为将军之官,与胆互为表里,其性动而主疏泄。若因情志失调,气机郁结,肝失条达,或气滞血瘀,或木盛乘土,脾失健运,湿与热邪结为湿热蕴积胁下,形成"胁痛"、"黄疸"、"癥瘕"等诸病。《伤寒论》238条曰:"……但头汗出,身无热,剂颈而还,小便不利,渴饮水浆者,此为瘀热在里,身必发黄,茵陈蒿汤主之。"

茵陈蒿汤原方:茵陈六两,栀子十四枚(劈),大黄二两(去皮),上三味,以水一斗二升,先煮茵陈减六升,内二味,煮取三升,去滓,分三服,小便当利,尿如皂角汁状,色正赤,一宿腹减,黄从小便去也。

五苓散原方:猪苓十八铢(去皮),泽泻一两六铢,白术十八铢,云苓十八铢,桂枝半两(去皮)。以上五味,捣为散,以白饮和服之寸匙,日三服。多饮暖水,汗出愈,如法将息。

煎法、服法:茵陈蒿汤合五苓散加金钱草、海金沙、三棱、莪术,诸药加水2 500毫升,浸泡30~60分钟,武火煮沸后再用文火煎煮30分钟,将药液倒出,再加温水适量,如上法再煎,两次共煎药液750毫升,分三次饭前30分钟温服。

大黄苦、寒,归脾、胃、大肠、肝、心包经,攻下积滞,凉血解毒,逐瘀调经,利胆退黄。《中国中医药报》(1997年12月22日4版)在《大黄的临床应用》一文中曰:"大黄又名将军、川军、锦伦,为闻名世界的传统中药。主要成分为蒽醌衍生物,具有泻下攻积、收敛止血、清湿解毒、活血化瘀、利胆退黄等功效。现代研究证实,大黄具有抗菌、抗病毒、抗寄生虫、抗肿瘤、降血压、降血脂等作用"。栀子苦、寒,归心、肝、肺、胃经,泻火除烦,清热利湿,凉血止血。现代医学研究有解热、镇静、降压等作用,又能促进胆汁分泌,降低血中胆红素,能抑制发热中枢,对金黄色葡萄球菌、脑膜炎双珠菌、卡他珠菌及各种皮肤真菌有抑制作用。茵陈蒿苦、辛,微寒,入肝、胆、脾经,清热利湿,治湿热黄疸。金钱草苦、酸,凉,入肝、胆、肾、膀胱经,清热解毒,利尿排石。海金沙甘、淡,寒,入小肠、膀胱经,清热、利水、通淋。五苓散是一张通调全身水液的方子,在临床上若碰到饮水腹胀、水饮水肿,或痰水互结,皆可用之。《本草疏证》述其有六种功能:"曰和营,曰通阳,曰利水,曰下气,曰行水,曰补中。"因为五苓散能通调三焦,使水液"水精四布,五经并行",所以能驱除胆囊肿胀之液体,使内停之水湿或水饮内停的各种不正常的水液恢复正常的通调输布作用。三棱、莪术破瘀通经,行气消积,治癥瘕积聚等顽症。诸药合用起到了清利湿热、通调水道、消瘀化癥的作用,将如此巨大胆囊恢复其正常的功能及形态。

第十三节　龙胆泻肝汤应用经验

龙胆泻肝汤是著名方剂之一。经考核,该方首载于1276年金·李杲的《兰室秘藏》,后收载于清代的《医宗金鉴》。原著中无栀子、黄芩,《医宗金鉴》中始加入栀子、黄芩。关于栀子、黄芩有没有的问题,历代医家多有争论。

龙胆泻肝汤既出于名家之手,又反复被历代医家应用、推崇、赞誉,确实是一张组方严谨,理法方药思路清晰,君臣佐使配伍得当,疗效卓越的好方子。方中该不该有栀子、黄芩该二味中药,个人认为完全无争论的必要。因为该方加入栀子、黄芩进一步增加了该方清利湿热的疗效。我们常用的一句格言"实践是检验真理的唯一标准"。因为加入栀、芩完全有利于加强该方治病的疗效。

笔者应用木通一般在 5 ~ 6 g,用药时间一般不超过 15 天,用药 7 天查一次尿常规,做到定时监测,心中有数。对原来有肾功异常的患者一律禁用。

方药组成:龙胆草 10 g(酒炒),黄芩 6 g(炒),栀子 6 g(酒炒),泽泻 6 g,木通 6 g,车前子 6 g(包),当归 3 g,柴胡 6 g,甘草 3 g,生地黄 6 g。水煎服。

方中龙胆草苦寒,泻肝经实热,除下焦湿热为君;黄芩、栀子苦寒泻火,以增强龙胆草清肝经湿热的作用为臣;木通、车前草、泽泻引诸药入肝胆经为使;当归、生地黄滋养肝血,亦防火盛劫阴为佐;甘草和中解毒,调和诸药,邪祛而不伤正。

一、治疗带状疱疹(缠腰火丹)

曹某某,女,63 岁,昌邑市丈岭镇罗家埠村农民。2001 年 4 月 5 日就诊。

右胸部疼痛,皮肤发红 3 天。出现绿豆至黄豆大串珠样疱疹 2 天。起疹时曾应用先锋 5 号、阿昔洛韦抗菌抗病毒剂反而加重来求诊。刻诊:老年女性,痛苦面容,神志清楚,全身疲乏,食欲不振,血压165/95 mmHg,右胸部成簇样水泡,小者如绿豆大,大者似黄豆大,疱液呈乳白色,圆而发亮,周围皮肤红晕,面积约一个手掌大,左胸部及左项部各一块疱疹约2.5 cm×2 cm,1.5 cm×1.2 cm,舌质红,苔黄腻,脉弦滑。证属肝经湿热、毒邪壅盛。治以清泄肝经实热,泻火解毒。方用龙胆泻肝汤重剂,外用六神丸外敷。

处方:龙胆草15 g(酒炒),栀子15 g(酒炒),黄芩15 g(炒),柴胡15 g,生地黄15 g,车前子10 g(包煎),泽泻10 g,木通5 g,甘草5 g,当归10 g,金银花30 g(后入),蒲公英30 g。7剂。水煎服。急煎一剂,立即服用1/2剂,余1/2剂3小时后服用。其余常规水煎服,每剂煎两次,共煎药液750毫升,混合分三次饭前温服。同时给予六神丸外敷加强解毒、消肿、止痛的作用。六神丸用米醋浸泡10分钟后,用棉签蘸药涂于患处,日两次。

4月15日电话追访:服药液及外敷六神丸后,半小时后在回家路上即感疼痛好转,7天全部结痂,已不疼痛,14天后结痂全部脱落,未遗留不舒。

从1975年至2010年共治疗该病15例,全部在10天内治愈。

体会:带状疱疹(缠腰火丹),现代医学认为是水痘、带状疱疹病毒感染引起,治疗方法以抗病毒、消炎、止痛等局部对症疗法为主,但是往往疗效不理想。中医学认为本病是肝经湿热毒邪侵犯所致,用清泄肝经湿热的龙胆泻肝汤合用六神丸治疗,疗效可靠。

六神丸组成如下(雪氏方):麝香4.5 g,牛黄4.5 g,冰片3 g,珍珠4.5 g,蟾酥3 g,雄黄3 g,水泛丸,百草霜为衣。汤药、成药配合应用起到了协同作用,进一步提高了疗效。余用此法治疗 15 例,皆在 10 天内痊愈,未见留有后遗症。

本病一般多见于儿童,个人经验,近几年有向老年人发展的趋势,本人所治 15 例,有 5 例是 60 岁以上的老年朋友,并且在早期容易误诊。有一位 82 岁的老年同事,其子因为其右胫骨疼痛 2 天,邀余诊治。反复查其身体,皮肤未见明显异常,简单给予止痛剂治疗。3 天后疱疹出现,才忽然醒悟是缠腰火丹。按上法治疗很快控制症状,恢复痊愈。所以我们在临床工作中,对一时诊断不明确者一定要严密观察,才能做到少误诊、不误诊,才能做到诊断正确,用药合理,收到理想的疗效。

此病若处理不及时,容易侵犯及神经,必定遗留难以治愈的后遗症,神经损害性疼痛,给患者造成极大的痛苦,所以应该尽最大努力做到不误诊,做到早诊断,早治疗。

二、龟头炎

王某某,男,28 岁,昌邑市某局干部。2000 年 4 月 8 日就诊。

龟头瘙痒、疼痛 10 天。10 天前阴茎突然感瘙痒、灼热,但症状较轻。7 天前龟头起白色小疱约 5～6 个,继之破溃流脓性液体,瘙痒疼痛。曾去某医院静滴阿昔洛韦、头孢呋辛 3 天未果,否认冶游史,邀余诊治。刻诊:全身不适、头痛,龟头冠状沟 9 点至 3 点处溃烂,流脓性分泌物,量不多,周围红晕,舌质红,苔黄略腻,脉弦滑。证属肝经湿热,湿热下注。治以清泄肝经湿热。方用龙胆泻肝汤加金银花 30 g,水煎服,日一剂,煎两次,共煎药液 750 毫升,分三次饭前温服。禁忌生冷、辛辣。外用:苦参 50 g,龙胆草 30 g,柴胡 30 g,栀子 30 g,黄柏 30 g,车前草30 g,蛇床子30 g,白矾30 g,水煎外洗,日两次,每次洗30分钟,一剂洗三天。

5月11日二诊:局部疼痛好转。检查见局部分泌物减少,溃烂红肿缩小一半。继用上方3剂外洗,用法同上。

5月15日三诊:局部红、肿已愈,溃疡面愈合。

体会:《灵枢·经脉篇》曰:"肝足厥阴之脉……循股阴,入毛中,过阴器,抵少腹,挟胃,属肝。"肝经湿热疫毒、下注,肝经经络"过阴器",所以伤及龟头,引起龟头红肿、溃烂。治以清泄肝经湿热,再加外洗中药,进一步加强清泄湿热的作用,所以疗效较快。

从1975年至2011年治疗本病12例,皆用此法在7～15天治愈。

提醒患者,如果患上此病,一定要到正规医院、正规医生处就诊。曾遇到一位患者,曾五次到某医院按性病给予治疗,花费了巨资,耽误了治疗时间,效果不佳。求诊于我,给予按上法治疗,很快治愈。患者朋友们,劝说是真诚的,教训是沉痛的,希望在此能给患者朋友一个有益的提示。

第十四节　慢性肾炎治验

于某某,女,61岁,住昌邑市麻纺厂宿舍。2010年2月8日就诊。

双下肢浮肿3～4年,腰腿酸软无力,曾去潍坊市多家医院就诊,诊断为慢性肾炎。曾给予大剂量强的松、双氢噻嗪片及中药治疗2年,曾好转,化验尿常规各项指标均有明显进步。但是停药不久即复发。仍有头晕、喘,活动时加重,伴有腹胀、全身疲乏无力。检查:血压 182/96 mmHg,面色㿠白,精神萎靡,双肺(－),心率 84 次/分,律正,腹软,肝脾不大,无明显压痛,双下肢凹陷性水肿Ⅱ度。尿常规蛋白(＋＋),潜血(＋＋),舌质红,苔白腻,脉弦滑。诊断为水肿。证属脾肾阳虚,肾不温煦,脾不运化,脉络瘀滞。

治以温补脾肾,化瘀通络。

拟益气化瘀补肾汤加味。

处方:生黄芪 30 g,淫羊藿 20 g,石韦 15 g,熟附子 15 g,川芎 15 g,红花 15 g,当归 15 g,怀牛膝 15 g,川断 15 g,益母草 150 g,玉米须 15 g,鱼腥草 30 g,白花蛇舌草 30 g,蝉蜕 5 g。

煎法、服法:益母草 150 g 加水 3 500 毫升,浸泡 1 小时后,先煮沸再用文火煎 45 分钟,倒出药汁。用药汁浸泡余药 1 小时,煮沸后再用文火煎 1 小时,倒出药液分三次饭前 30 分钟温服。禁忌辛辣、生冷,7 剂一疗程。

12 月 15 日二诊:全身疲乏无力、双下肢凹陷性水肿好转,但是仍有头晕,化验尿常规蛋白(＋),潜血(＋),余同前。继续用上方加水蛭 6 g(胶囊)、云苓 30 g、金樱子 15 g、芡实 15 g、益智仁 15 g、生龙骨 30 g、生牡蛎 30 g。煎法同上,继续应用上方 7 剂再治疗一疗程。

12 月 24 日三诊:腰酸痛、头晕、疲乏无力明显好转。血压 162/92 mmHg,尿蛋白少许,双下肢凹陷性水肿(－)。疗效满意,继续应用上方一疗程。

12 月 31 日四诊:血压 138/88 mmHg,尿蛋白(－),潜血(－),凹陷性水肿(－),全身情况较好。

方义分析:《益气化瘀补肾汤》见于《中国当代名医名方录》(中国大百科全书出版社)。益母草活血化瘀、调经、利水消肿。现代医学研究益母草碱对温血动物的血管呈明显的扩张现象,有抗肾上腺素和利水作用。有报道益母草大剂量时有明显的活血利水作用,并且能消除尿中蛋白。黄芪甘温,为补气圣药,补阳益气,补脾胃后天之本,气行则血行,促使血液循环,利水消肿。淫羊藿辛甘性温,补肾阳,祛风湿。附子辛甘大热,补益肾阳,温补脾阳,对脾肾阳虚型肾炎有较强的医治功能。附子、淫羊藿除温肾外还具有肾上腺皮质激素样作用。石韦利水通淋、清热止血,且能消除肾小球之病变。川芎活血理气之要药。红花活血化瘀生新,能恢复肾小球功能。当归补血活血且能利小便。川断、牛膝补肾。鱼腥草、白花蛇舌草、蝉蜕清热解毒,恢复肾功能。若肾功能低下为主加炮山甲;阳虚为主加肉桂、鹿角霜、巴戟天;肾阴虚者加生地黄、龟板胶、枸杞子、女贞子、旱莲草;脾虚者加党参、白术、山药;尿蛋白高者加金樱子、芡实。

体会:慢性肾炎属疑难杂症。《内经》曾按证候分为风水、石水、涌水;《金匮》从病因脉证分为风水、皮水、正水、石水,按五脏证候分为心水、肝水、肺水、脾水、肾水。慢性肾炎的致病因素较为复杂,脾肾两虚为发病的内在因素,风寒湿热为其发病的诱因,而脏腑、气血、三焦的功能失调是本病发生的病理基础。此病若在急性期治疗比较容易,若因种种原因失治形成慢性肾炎,治疗起来往往很困难,甚至危及患者的生命。用本方治疗15例,痊愈7例,好转1例,应该说效果较好。

第十五节　尿失禁的治疗

尹某某,男,82岁,昌邑市邮电局离休干部。2001年1月

内 科

30 日就诊。

昼夜不自觉小便失禁 6 个月。6 个月以来,小便不能自主排出,淋漓不断,逐渐加重,曾去某医院以"膀胱括约肌麻痹"、"尿路感染"住院治疗,给予青霉素类、头孢菌素类及维生素 B_1、维生素 B_{12}、谷维素等治疗 2 个月,效果不明显,邀余诊治。刻诊:精神不振,少气懒言,腰酸足软,四肢不温,小便不能自主排出,淋漓不断,大便稀软,日 1～2 次,舌质淡,苔薄白而润,脉沉弦细。证属脾肾阳虚,下焦虚冷,膀胱失约所致。治以温补脾肺,补肾固涩下元。方药用《济生方》菟丝丸加减。

处方:覆盆子 15 g,益智仁 15 g,桑螵蛸 15 g,乌药 10 g,煅牡蛎 30 g,炙麻黄 4.5 g,炙黄芪 30 g,党参 30 g,干姜 10 g,炙甘草 15 g,鹿茸 9 g(为细末冲服)。

常规水煎服,煎药汁 750 毫升,分三次早、中、晚饭前 30 分钟温服,鹿茸为细末,用上述药液分三次冲服。七天一疗程。

2 月 6 日二诊:服上药七剂后,小便次数减少,有自觉排尿感觉,精神好转,体力渐增加,语言较前有力。再用上方七剂,服法同前。

2 月 12 日三诊:小便逐渐能自主排出,身体疲乏无力、精神不振较前进一步好转,语言较清晰。再继续服用上方七剂后,按原方原剂量加工成细末,每次 20 g,日三次,饭前 30 分钟温淡盐水冲服。2006 年 6 月电话追访:小便失禁治愈后至今很好,未复发。

体会:该病发生,大多与肺、脾、肾、膀胱功能失调所致。膀胱的主要功能储存尿液的排泄,与肺气的通调、脾气的输布、肾气的温煦封藏等功能互相配合、互相影响,互相制约。《素问·灵兰秘典论》曰:"膀胱者,州都之官,津液藏焉,气化则能出矣。"但小便的来源，与三焦的功能关系密切。《灵兰秘典论》又曰："三焦者，决渎之官，水道出焉。"林珮琴《类证治裁》更进一步说："夫膀胱者仅主藏溺；主出溺者，三焦之气化耳。"因此，小便之所以能维持其正常的排泄功能，有赖于膀胱与三焦功能之健全。所以说本病的发生与三焦的功能正常与否有密不可分的关系。上焦以肺为主，中焦以脾为要，下焦以肾为能，共同完成培土生金、运化水湿、输布津液、固涩小便的功能。

方中黄芪、党参、山药培土生金，补脾益肺；乌药、益智仁、覆盆子温肾缩小便；鹿茸、附子益精补血，温补肾阳；炙甘草、炙麻黄、干姜、益智仁温暖上焦肺气；桑螵蛸补肾助阳，涩精缩尿；煅牡蛎固涩小便。特别是鹿茸一定要应用重剂，取其血肉有情之品，取补肾壮阳、益精补血、强筋健骨的较强作用，起到补肺、益脾、温肾固涩的作用治疗遗尿。共治疗本病6例，皆获痊愈。但是病例较少，还需要更多的病例进一步验证。

第十六节　破伤风治验

刘某某，男，54岁，昌邑县北孟公社曹戈庄。1978年8月26日就诊。

牙关紧闭，烦躁、头痛5天。近五天来乏力、头晕、头痛、打呵欠，颈部强直，向后仰，双腿向后屈曲，角弓反张，面部呈哭笑状，四肢持续性抽搐，张口困难，呼吸急促，舌质红，苔白腻，脉弦紧。

检查：体温38.9℃，血压142/92 mmHg，牙关紧闭，项部强直，双肺可闻及干啰音，心率104次/分，心律规正，腹胀，腹直肌紧张，压痛（－），反跳痛（－），白细胞10.0×10^9/L，中性

87%,大便常规(-),小便常规(-)。

追问病史:8 月 15 日右足底被厕所钉子刺伤,深约 2 cm,出血量不多,卫生室常规包扎。现在伤口已愈合。

诊断:破伤风(重症)。

治疗措施中西医并重。

一、中医治以祛风定痉

方药:五虎追风汤加味。

处方:蝉蜕 30 g,天南星 15 g,天麻 15 g,全蝎 10 g(研面,冲),僵蚕 15 g,木瓜 30 g,白芷 30 g,当归 30 g,川芎 15 g,杭芍 30 g,炙甘草 30 g。凉水浸泡 1 小时后,武火煮沸,文火煎煮 30 分钟,共煎两次,煎药汁 750 毫升,混合分三次温服。禁忌辛辣、生冷。

二、西医药疗法

1. 严密观察。

2. 持续吸氧。

3. 鲁米那钠 0.1 g,日两次肌注。

4. 立即静滴破伤风抗毒素(TAT),皮试阴性后,先肌注 1 万 U,再观察 30 分钟无反应,20 万 U 加盐水 750 毫升,缓慢静滴,日一次。

5. 青霉素 160 万 U(皮试阴性后)每日两次肌注。

6. 甲硝唑 2 片口服,每 6 小时一次。

8 月 27 日查房:精神好转,体温降至 37.8℃,能张口进食流质,呼吸平稳,项部及双下肢强直好转,仍有全身疲乏、头晕、头痛。

8月31日查房:用药6天,体温36.5℃,心率76次/分,呼吸平稳,能自主饮食,颈部及四肢强硬已愈。仍有乏力、头晕、头痛。

9月2日查房:全身症状已恢复,建议出院休息恢复。

体会:破伤风重症经过中西医结合抢救成功,本身就值得总结。破伤风是一种古老的疾病,历代医家都很重视。其致病原因在创伤之后,疮口未合,感受风毒之邪,侵入肌腠经脉,致营卫不得宣通,致经脉拘挛,甚则内传脏腑,毒气攻心,引起严重后果。如宋朝《太平圣惠方》所言:"夫刀箭所伤,针疮灸烙,踒折筋骨痛肿疮痍,或新有损伤,或久患疮口未合,不能畏慎,感冒风寒,毒气风邪,从外所中,始则伤于血脉,久则攻入脏腑,致身体强直,口噤不开,筋脉拘挛,四肢颤悼,骨髓疼痛……此皆损伤之处,中于风邪,故名破伤风。"

本病案重用蝉蜕、白芷、防风祛风、胜湿、止痛;全蝎、僵蚕平熄肝风止痉,通络止痛,解毒散结;当归、白芍、炙甘草、木瓜养血柔肝,活血止痛。诸药共用起到熄风止痉、活血通络作用。

应用西药的关键是早用、重用破伤风抗毒素(TAT),使用破伤风抗毒素能中和游离的毒素。因破伤风抗毒素和人体破伤风免疫球蛋白均无中和已与神经组织结合的毒素作用,故应尽早使用,以中和游离的毒素。如《新编常用药物手册》(第三版,周自永、王世祥主编,2002年7月,金盾出版社)曰:"第一次肌注或静滴5万U至20万U,儿童用量与成人同。中和游离的毒素,并尽早使用。"

本病案做到了用中西两法抢救治疗重症破伤风,诊断正确,用药及时,抢救措施合理,观察病情认真、细致,取得了医患满意的疗效。

内　科

运用本治疗方案自 1978 年 ~ 2011 年共治疗本病 24 例，其中重症 8 例，全部治愈。年龄最小的 8 岁，最大的 54 岁；女性 8 例，男性 16 例，平均年龄 35.5 岁，治疗总有效率 100%。

第十七节　气管炎、哮喘、肺气肿并肺心病验案

张某某，男，65 岁，昌邑县丈岭公社人，1978 年 12 月 1 日就诊。

咳、喘约 57 年，心悸、气短、双下肢浮肿 12 年，加重 6 天。自 8 岁咳嗽、喘反复发作，喘则喉中痰鸣如拉锯，不能平卧，胸闷、憋气。近 10 年来因心悸、气短、憋气、双下肢浮肿反复住院，曾给予吸氧、抗生素、激素、氨茶碱等药治疗。近 6 天来又因感冒加重，心悸、胸闷、憋气、喘息无宁时。医院诊断为：哮喘性气管炎、肺心病、心衰Ⅱ级。刻诊：咳喘、吐痰，量多色白而稠黏，不易咯出，自汗、食欲不振，口干、烦躁，大便干硬三四日一次。小便短赤。检查：面部浮肿，色紫暗，呼气性呼吸困难，语声低微，双下肢凹陷性水肿Ⅱ度。舌质红绛，苔黄腻而干，脉沉细无力。

证属：邪热内盛，痰饮阻塞，气阴而虚。

治宜：清热化饮祛痰，气阴双补。

方用：大青龙汤、葶苈大枣泻肺汤、生脉散加减。

处方：桂枝 6 g，炙麻黄 15 g，苦杏仁 15 g，石膏 50 g，大枣 50 g，葶苈子 30 g，紫苏子 15 g，白芥子 15 g，莱菔子 15 g，炒枣仁 24 g，麦冬 15 g，柏子仁 15 g，半夏 15 g，陈皮 15 g，远志 15 g，沙参 15 g，党参 15 g，五味子 10 g，肉苁蓉 15 g，胡桃仁 15 g。水煎两遍，分三次温服，日一剂。

另用紫河车粉 5 g、蛤蚧粉 5 g、琥珀粉 1 g,共为细末,分三次冲服。

12 月 4 日二诊:服上药三剂,心悸、胸闷、憋气略减,面部及下肢凹陷性水肿略有好转,仍有咳吐黏痰,大便干,舌脉同前。上方加大黄 5 g、云苓 15 g、水红子 15 g、神曲 15 g、鸡内金 15 g,水煎服,服法同前。7 剂。

12 月 11 日三诊:继续服用上药十剂,心悸、气短、憋气、面部及下肢浮肿均明显好转,尿量增多,咳嗽已轻,吐少量白痰,大便通畅,日一次,口唇、舌质红,苔略腻。继用上方去大黄 10 剂。

12 月 21 日四诊:面部及下肢浮肿已愈,偶有咳嗽,但痰量已少。精神好转,食欲增加。蛤蚧药粉继续应用 3 个月,巩固疗效。追访患者于 1998 年因脑溢血过世,享年 85 岁。

体会:本病属中医学的咳嗽、痰饮、哮喘、水肿等范畴。其发生以肺、脾、肾三脏为主,肺主气为五脏之华盖,脾虚生痰聚湿,肾虚不能摄纳。痰之来源,主要在于肺气不宣,痰涎壅盛,脾虚失运,水谷不能化生精微,并与外感、饮食、病后等外因有关。这些原因诱发内伏之痰,当发作时,痰随气升,气因痰阻,相互搏结,阻塞气道,肺气升降失利,导致呼吸困难,喘息憋气。《伤寒论》第 38 条曰:"太阳伤寒(原文为中风),脉浮紧,发热恶寒,身疼痛,不汗出而烦躁者,大青龙汤主之。"第 39 条:"伤寒,脉浮紧(原文为脉缓),身不痛,但重、乍有轻时,无少阴证者,大青龙汤主之。"

大青龙汤原方:麻黄六两去节,桂枝二两(去皮),甘草二两(炙),杏仁四十枚(去皮实),生姜三两(切),大枣十枚(擘),石膏如鸡子大(碎)。

上七味,以水九升,先煮麻黄减二升,去上沫,内诸药,煮取三升,去滓,温服一升。取微似汗,汗出多者,温粉扑之。一服汗者停后服。汗多亡阳遂虚,恶风、烦躁、不得眠也。

本条文是叙述表寒里热证治。麻黄汤加重麻黄、甘草用量,再加石膏、生姜、大枣而成,重用石膏取其清内热、除烦躁,祛痰止咳。三子养亲汤顺气降逆、化痰、消食。加入大青龙汤中,增强清热化痰之功效,对痰热互结的咳嗽、哮喘有良好的化痰止咳、止喘作用。

《金匮要略》曰:"肺痈咳喘不得卧,葶苈大枣泻肺汤主之。"又曰:"肺痈胸满胀,一身面目浮肿,鼻塞清涕出,不闻香臭酸辛,咳逆上气,喘鸣迫塞,葶苈大枣泻肺汤主之。"其中"一身面目浮肿"正是肺心病心衰的表现。"咳喘不得卧"与肺心病之"端坐呼吸"之状相似。此方强心控制心衰,能清除肺内痰涎壅盛引起的咳嗽喘息,用于现代的气管炎、哮喘引起的肺气肿、肺心病并发心衰有较好的疗效。

不论外感或内伤所致的咳、喘均与肺、脾、肾三脏有关。该病主要在肺而关系到脾肾。肾气为根,久病则肾气虚,肾气虚则不能摄纳,气不归元,阴阳不相接续,所以亦能气逆喘咳。所以用紫河车、人参、蛤蚧、胡桃仁之辈以补肾纳气,喘咳能平。

慢性气管炎、肺气肿及肺心病是临床上经常碰到的常见病、多发病。三种病密不可分,类似同一种病的不同阶段的表现。这些疾病的发生,中医学认为与肺、脾、肾的功能有密切关系,三脏发病日久,病久必虚,必然导致脾气的不运,阳气的虚衰,血流的失畅。所以本病治疗早期宜宣肺化痰降气,晚期宜健脾利湿行水,补肾纳气。所以后期常用人参、黄芪、山药、蛤蚧、紫河车之辈以补肾补气。此病虽然是顽症痼疾,但只要辨证明确,用药恰当,多能收到较好的疗效,提高生存质量,降低死亡率。

第十八节　热入营血案治验

王某某,男,85岁,住昌邑市工人新村,离休老干部。2012年12月1日就诊。

口腔、舌体热辣、疼痛及舌面瘀斑2年余。患者2009年1月发热、出汗,体温38.5℃,口腔灼热而干,口渴饮水多,鼻流黄涕,咽部疼痛,多痰,入某医院,给予抗菌消炎治疗20天(药名不详),体温正常,其余症状无明显改善出院。2009年2月26日到潍坊某医院口腔门诊,以口干、口内灼热疼痛就诊。给予清开灵、乐肤液、心可舒、黄连上清丸、牛黄上清片、蒲地兰口服、龙掌液等,治疗4月余,症状仍无改善。2009年6月5日到青岛某医院门诊治疗(门诊号:2736869),据门诊病历记述:口腔黏膜不适3个月。3个月前因舌苔厚、舌体热辣痛等不适在当地医院作消炎治疗,静滴消炎药20天,症状无改善,现进刺激性食物时舌不适,夜间重,饮水较多。患银屑病51年,现未服药物治疗。否认药物过敏史。查:舌背前后紫褐色,表面有半透明白色改变,双颊颌线白色黏膜无条纹,无牙龈。诊断:扁平苔藓。给予医用口服液、3%碳酸氢钠含漱。用上法治疗3个月仍症状无明显改善。之后又求诊于本地某医院,给予中药当归、川芎、赤芍、丹参、红花、薏苡仁等基本方加加减减,先后服中药百余剂,诸症仍无明显改变。求诊于吾。刻诊:口腔热辣难忍,咽部黏痰感,舌体疼痛,昼夜呻吟,口干饮多2年余。胸部瘀斑一块约2.5 cm×2.2 cm,右下肢外踝部瘀斑二块,大者约1.5 cm×1.3 cm,小者约1.3 cm×1.1 cm,色深紫,不痛不痒,按之肤色不变。口唇、舌质呈深紫色,舌苔薄黄脉弦滑。

证属:风温入里,气血两燔。

治宜:辛凉解表,清热解毒,凉血散瘀,泄热护阴。

方用:银翘散、犀角地黄汤、化斑汤加减。

处方:金银花30 g(后入),连翘15 g,竹叶15 g,元参30 g,石膏50 g,知母15 g,生甘草15 g,粳米15 g,牡丹皮15 g,生地黄30 g,麦冬15 g,赤芍15 g,羚羊粉0.5 g(冲)。水煎服,日一剂,三剂。

12月4日二诊:服上药三剂,口唇、舌体疼痛好转,口唇、舌质紫色较前变淡,舌苔仍薄黄,脉弦滑。继续应用上药5剂。

12月9日三诊:口唇、舌质热辣感好转,疼痛减轻,夜间能入睡,已不呻吟。脉弦滑,偶有结代。上方改生地黄80 g,继续应用5剂。

12月14日四诊:大便略稀软,日两次,腹胀,舌痛、热、辣较前明显好转,余同前。改生地黄100 g、枳实30 g、厚朴30 g,继续应用上方5剂。另加莱菔子30 g(炒)、小茴香5 g,共为细末,醋调外敷脐部,塑料布覆盖,日一次,每次外敷7~8小时。三棱针金津、玉液放血约2~3毫升。

12月19日五诊:患者高兴地说:"好了!好了!口舌热辣痛全都好了。"查口唇舌质色红,苔薄白,瘀斑已经十去八九,胸部、踝部瘀斑已经全消退。嘱其停药。

2013年2月6日率其婿送重礼感谢,婉言谢绝。

体会:本病属风温热入营血,治疗过程较曲折复杂。初患病发热、汗出、体温升高,属风温在卫,应该给予辛凉解表的银翘之辈。当时已经是12月份,气候已经变寒凉,输入的液体亦寒凉,不但不能解其表,反而把风温之邪闭入体内,即所谓"天人相应"理论。风温之邪不能外解,反而闭其于内。又用黄连上清丸、牛黄清心丸等苦寒燥湿之品,患者热已入里,已经伤阴,再用苦燥之品恐越清阴越伤,越清越热之虑。正如清代著名医学家叶桂在《温热论》中所说:"温邪上受,首先犯肺,逆传心包。肺主气属卫;心主血属营。"《内经》曰:"心主血脉""心气通于舌,心和则舌能和五味矣""心脉络于舌""心主营血"。风温之邪传入营血,则舌痛热辣,口唇舌质紫红。血溢于肌肤,溢于络脉之外,即出现舌体及胸部、踝部的瘀斑。故投以银翘散辛凉解表,清热解毒。犀角地黄汤清热解毒、凉血散瘀。因犀角已经禁用,改用羚羊角粉以凉血化斑。即是叶桂所言:"入营犹可透热转气,如犀角、元参、羚羊角等物。入血就恐耗血动血,直须凉血散血,如生地、丹皮、阿胶、赤芍等物。"又曰:"再论其热传营,舌色必绛,绛,深红色也。初传绛色中兼黄白色,此气分之邪未尽也。"所以用生地黄、赤芍、牡丹皮之辈清热凉血,所以能做到药到病解。

因其在治疗过程中出现结代脉,即取其"舌淡红无色者,或干而色不荣者,当是胃津伤而元气无化液也,当用炙甘草汤"(叶桂谓)义,重用生地黄100 g,凉其血,补其心阴。

金津、玉液为经外奇穴,在舌下系带两侧静脉上,左为金津,右为玉液。主治口痛、舌强、舌肿、舌痛。所以用三棱针点刺出血,能清热、凉血、开窍,治疗舌辣、舌痛。

莱菔子、小茴香是治疗腹胀的经验方,疗效确切。推其理在于能理气温中和胃,健脾降气。

本患者口舌热、辣、疼痛两载,久治不尽如人意,吸取中医治疗温病之法,用于治疗内科杂证,取得了较理想的疗效,进一步感悟到中医学处处体现着先哲们的聪明智慧,更加激励我们通过各种方式去学习、领略、体会和感悟其博大精深,更好地运用到临床实践中去。

第十九节　柔筋养肝汤加味治疗不宁腿综合征

患者李某,女,55岁,平度市农民。2009年2月5日就诊。

腿抽筋夜间加重6年余,反复求医治疗效果不理想。追问病史:8年前患风湿性心脏病,在平度市某医院做二尖瓣置换术,术后一般情况良好,但仍有心悸,活动气喘。心电图示:心动过速,房颤。长期服用地高辛,每次一片,日一次。近半年来,双腿抽筋逐渐加重,夜间须有丈夫陪护、按摩,才能减轻。最近一周到某卫生室诊断为低血钙,给予静滴10%葡萄糖酸钙30毫升,日一次,连用七天,心悸加重。诊后嘱其立即停止静脉滴注,因为"钙剂可增强洋地黄强心作用和毒性,故在用洋地黄期间和停药后2周内禁止静注钙剂。"(周自永、王世祥主编《新编常用药物手册》,2002年7月)刻诊:神志清楚,精神不振,两颊潮红,五心烦热,反复双下肢夜间抽筋,痛苦不堪,舌质红,少苔,脉结代数。证属不宁腿综合征。阴血不足,脉络不通所致。治以养血柔肝,舒筋活络,加味柔筋养肝汤,加承山穴梅花针后拔火罐15~20分钟,日一次。

药用:白芍50 g,赤芍50 g,炙甘草50 g,鸡血藤30 g,葛根30 g,酸枣仁15 g,丝瓜络15 g,木瓜15 g,丹参15 g,川牛膝30 g,当归尾15 g,人参10 g,麦冬45 g,五味子15 g。7剂。常规水煎服,药汁750毫升,分三次饭前30分钟温服。承山穴梅花针后拔火罐,日一次。服中药三剂,以及梅花针、拔火罐三次后,症状明显减轻,7剂后症状完全消失。

体会:学习胡学军等《柔筋养肝汤治疗不宁腿综合征》(《江苏中医药》2004年3期)一文后深有同感,疗效确佳。本人在应用过程中,配合承山穴梅花针刺加拔火罐,重用芍药、甘草疗效比原方效果更佳,治愈率有一定程度的提高。文中指出本病"属现代医学植物神经系统疾病,与神经、精神等多种因素有关"。《素问·阴阳应象大论》曰:"诸风掉眩皆属于肝。"《素问·生气通天论》曰:"有伤于筋,瘘疭,其若不容。"筋脉损伤,不能得到濡养,就会弛缓不收,形成肢体活动不受意志的支配。此证即是阴血亏虚不能濡养筋脉,或致气滞血瘀所致。方中芍药、甘草须重用50 g以上,即《伤寒论》芍药甘草汤,取其酸甘化阴,能濡养筋脉,缓急止痛。因剂量加大,增强了缓急止痛的疗效。酸枣仁、鸡血藤、木瓜、牛膝养血活血祛瘀,养肝舒筋活络;当归尾、丝瓜络、丹参活血通经;葛根升阳生津解肌;僵蚕祛风解痉;生脉散、炙甘草合用补气生津,养心气;承山穴梅花针拔火罐加强活血化瘀、通经络、养血柔筋养肝的作用,能增强其疗效,进一步提高治愈率。

疗效:用上法已治疗本病45例,一周治愈率达98%,根据报道比较略有提高,有一定推广应用价值。

第二十节　腮腺炎验案

孙某某,男,8岁,住昌邑市中台社区。2001年3月16日就诊。

双腮肿痛2天,发热,体温39.5℃,头痛,恶心,呕吐,日2～3次,咀嚼时腮部疼痛加重,无咳嗽吐痰。刻诊:双侧腮部以耳垂为中心肿胀。口渴,不断索要水喝。颌下淋巴结肿大,压痛(+),舌质红,苔薄白,脉滑数。白细胞 $8.6 \times 10^9/L$,中性53%,淋巴38%。诊断为腮腺炎。证属外感瘟毒,蕴热阳明、少阳,阻遏经络。

治宜:清热解毒,软坚散肿。

方用:普济消毒饮加味。

处方:黄芩5g,黄连5g,陈皮3g,甘草3g,元参3g,连翘5g,板蓝根5g,马勃3g,牛蒡子3g,薄荷3g(后入),僵蚕3g,升麻1.5g,柴胡5g,桔梗3g。每日一剂,水煎两次,共煎药汁200毫升,分三次饭前温服。

3月17日二诊:服药1剂,体温降至37.5℃,精神好转,能自己玩耍。腮部疼痛好转,舌质红,苔薄白,脉弦数。

3月18日三诊:服中药2剂,体温正常,两腮肿痛已愈,苔薄白,脉略弦细。原方去柴胡、板蓝根,余均半量继服2剂,以祛除余邪。

体会:流行性腮腺炎属中医学痄腮、腮肿、含腮疮等温病范畴。为感受温热毒邪后,与肠胃积热、肝胆郁火壅遏少阳经脉所致。多发于冬春两季,呈散在性流行,一般以学龄儿童发病。其主要临床表现为:一侧或两侧的腮腺部位以耳垂为中心肿、硬疼痛及发热为主症。治疗以清热解毒、软坚散结为主。常用普济消毒饮、银翘散加减为主治疗。本病重要的并发症常常引起病毒性脑炎以及损伤男孩的睾丸、女孩的卵巢,有的能影响到生育能力。

普济消毒饮出自著名的金元四大家之一的李东垣即李杲所编著的《东垣试效方》。方中黄连、黄芩、连翘、板蓝根清热解毒,清泄上焦之火。元参苦、咸、寒,归脾、胃、肾经,清热解毒,凉血、养阴。马勃辛、平,入肺经清肺、利咽。牛蒡子辛、苦、寒,归肺、胃经,疏散风热,清热解毒,利咽消肿。薄荷辛、凉,入肝肺经,疏散风热、清头目、透疹毒。升麻辛、甘、微寒,归肺、脾、胃经,发表透疹,清热解毒。柴胡苦、辛、微寒,归肝、胆经,和解退热,疏肝解郁,发表透疹,清热解毒。桔梗苦、辛、平,入肺经,宣肺利咽,载药上行。僵蚕咸、辛、平,入肝、肺经,祛风解痉、化痰散结,治疗咽喉肿痛等症。

《灵枢·经脉篇》曰:"肝足厥阴之脉……属肝,络胆,上贯膈,布胁肋,循喉咙之后,上入颃颡里……胆足少阳之脉……其支者,从耳后入耳中,出走耳前……"两条经脉均循耳前后环行。柴胡、薄荷入肝、胆经,不但清泄肝、胆经之热毒,而且能引诸药入肝、胆经,清泄肝、胆经之毒邪。

若男孩发病兼有睾丸红肿疼痛,或女孩发病兼有少腹疼痛拒按,可重用橘核、荔枝核、山楂核等疏泄肝、胆实热,消肿止痛。若坚硬漫肿者,可再加用夏枯草、昆布。若出现颈项强硬、昏迷谵语抽风者,加用安宫牛黄丸,清心、开窍、止痉。

本病多在春冬两季散在发病。目前由于儿童一律有计划地进行预防疫苗注射,发病率逐年下降。自1975年至2013年3月用本方治疗15例,用药2～6剂痊愈,未出现并发症及后遗症。

第二十一节　上热下寒—乌梅丸证治

徐某某,男,15岁,住昌邑市奎聚街办,学生,2012年3月15日就诊。

腹痛、腹泻日十余次,伴有完谷不化3年余。上腹部及右胸部不舒,嘈杂难忍,坐卧不安,不能上学 5 个月。2 个月前便出蛔虫二条。曾到潍坊某医院做 CT 及上消化道镜透,诊断为慢性胃炎。给予党参、白扁豆、炙甘草、防风、谷芽、麦芽、山药、白术、白芍等 28 剂无明显进步。刻诊:面色㿠白,精神萎靡,头晕、口干、口苦,胸腹满闷,右上腹疼痛拒按,喜热恶凉,特别是对冷水敏感,饮凉水则腹痛、腹泻加重,舌质淡红,苔薄微黄,脉弦细。

证属:寒热错杂,上热下寒。

方用:乌梅丸加味。

处方:乌梅 15 g,细辛 15 g,肉桂 15 g,人参 6 g,附子 20 g,川椒 6 g,炮姜 15 g,黄连 10 g,黄柏 10 g,当归 15 g,杭芍 30 g,炙甘草 30 g,柴胡 15 g,牡丹皮 15 g,栀子 15 g,黄芩 15 g,枳壳 7 g。水煎服。先用冷水浸泡 1 小时,附子先煎 30 分钟,再纳入诸药同煎,先用武火煮沸后,再用文火煎煮 30 分钟,倒出药汁,再加入适量温水,煎法同上。两次共煎药汁 750 毫升,混合分三次饭前温服。禁忌生冷、辛辣食物。服用 4 剂。

2012 年 3 月 19 日二诊:上腹部、右胸部闷痛不舒已愈,大便两日一次,质硬,饮食正常,嘱原方再服用 4 剂,以巩固疗效。

2013 年 1 月追访:患儿已经恢复健康,继续上学,成绩稳步提高。

体会:乌梅丸出自《伤寒论》第 338 条:"伤寒,脉微而厥,至七八日肤冷,其人躁无暂安时者,此为藏厥,非蛔厥也。蛔厥者,其人当吐蛔。今病者静,而复时烦者,此为藏寒,蛔上入其膈故烦,须臾复止,得食而吐又烦者,蛔闻食臭出,其人常自吐蛔。蛔厥者,乌梅丸主之。又主久利。"

乌梅丸原方:乌梅三百枚、细辛六两、干姜十两、黄连十六两、附子六两、当归四两(出汗)、桂枝六两(去皮)、人参六两、黄柏六两(炮、去皮)。

此病以久泻、便蛔、腹胸满闷不舒为主症,病属上热下寒,乌梅丸证无疑。认真推敲乌梅丸由以下几个方子组成:干姜、附子——四逆汤;黄连、桂枝、干姜、人参——黄连汤;蜀椒、人参、干姜——大建中汤;细辛、桂枝、当归——当归四逆汤;干姜、人参、黄连——干姜、芩连人参汤。《金匮要略》曰:"夫肝之病,补用酸,助用焦枯,益以甘味之药和之。"尤在泾谓:"古云,蛔得甘则动,得苦则安。"又曰:"蛔闻酸则静,得辛热则止,故以乌梅之酸,连、柏之苦,姜、辛、归、附、桂、椒之辛,以安蛔温藏而止其厥逆。"再加栀、芩、柴、丹以增其清上之力。取得清上、温下的卓越疗效。

综上所述,乌梅丸用于治疗三大主症,即腹痛、久痢、脉微而厥,兼症则为烦、呕。分别与几个不同功效的经方对应。腹痛对应的是大建中汤和当归四逆汤,久痢对应的是乌梅、附子,烦对应黄连汤,心中痛热对应的是黄连、黄柏。本方寒热并用,攻补兼施,为治疗蛔厥,温脏安蛔,兼治久痢的名方、效方。

第二十二节　小柴胡汤加减治疗精神抑郁症

刘某某,男,17岁,昌邑市南隅街某酒店。2011年6月5日就诊。

失眠、烦躁、心悸、食欲不振15天,伴有精神抑郁,周身沉重疼痛,时时面部烘热汗出。查血压120/70 mmHg,心率120次/分,律正。舌质红,苔白略腻,脉弦细数。证属心神不安,肝郁气滞。治以柴胡加龙骨牡蛎汤加减。

48

处方:柴胡 15 g,黄芩 15 g,白芍 15 g,姜半夏 15 g,党参 15 g,当归 15 g,香附 15 g,桂枝 10 g,生龙骨 50 g,生牡蛎 50 g,朱砂 0.5 g(冲),琥珀 5 g(冲),枳实 20 g,竹茹 20 g,焦三仙各 15 g。水煎服,日一剂,分三次服,七天一疗程。

6 月 12 日复诊:服上药 7 剂,失眠、烦躁好转,食欲增加,心率 96 次/分,律规正。效不更方,继续应用上方 7 剂。

6 月 17 日再诊:已经能安然入睡,已不烦躁,心悸已愈。查心率 76 次/分,规正。

体会:《伤寒论》第 107 条:"伤寒八九日,下之,胸满烦惊、小便不利、谵语、一身尽重、不可转侧者,柴胡加龙骨牡蛎汤主之。"

柴胡加龙骨牡蛎汤原方:柴胡四两,龙骨、黄芩、生姜(切)、铅丹、人参、桂枝(去皮)、茯苓各一两半,半夏(洗)二合半,大黄二两,牡蛎(熬)一两半,大枣(擘)六枚。上十二味,以水八升,煮取四升,内大黄,切如棋子,更煮一两沸,去渣,温服一升。本云柴胡汤,今加龙骨等。

本方属《伤寒论》中著名的方剂之一,疗效卓越。对本方的解读,历代医家各持有不同的见解,但是有一共同点就是充分肯定其应用广泛,其理法方药组成深奥,配合精妙,临床应用疗效显著。

笔者每用柴胡加龙骨牡蛎汤加减治疗失眠、心悸、烦躁、易怒之患者,应用得手应心,疗效甚佳。若遇见患者舌质红、苔白略腻兼有湿热内蕴者,治以小柴胡汤为基本方去甘草,如《汤液本草》中所指出:"甘者令人中满,中满者勿食甘,甘缓而壅气,非中满者所宜。"本病案用柴胡汤和解表里,通达上下气机,使肝气条达,郁气得以宣泄,加龙骨、牡蛎、朱砂、琥珀镇惊安神,加桂枝、云苓、大黄通阳降气、泄浊健胃祛湿,加枳实、竹茹调畅气机,宁心安神,取效颇佳。

第二十三节　小柴胡汤加减治愈嘿嘿不欲食证

小柴胡具有和解表里,调整气机升降出入之功能,在临床上应用广泛,对多种杂病、疑难病症疗效可靠,是后世医家用来治疗月经病、热入血室、三焦郁热、神志病等的专用方。

《伤寒论》第96条:"伤寒五六日,中风,往来寒热,胸胁苦满,嘿嘿不欲饮食,心烦喜呕,或胸中烦而不呕,或渴,或腹中痛,或胁下痞硬……"

笔者对此条经文反复研读,反复推敲为什么会有如此多的主症。"往来寒热,胸胁苦满,嘿嘿不欲饮食,心烦喜呕。"临床运用,对前二者报告者众,对后者"嘿嘿不欲饮食"报告者寡。是否与对后者认识不足有关? 吾在临床曾遇到三例,皆以小柴胡汤加减治愈,现整理报道其中一则。

2004年5月22日,昌邑市柳疃镇一位搞纺纱的女企业家邀诊。其母黄氏,84岁,病重2月余,曾以发冷发热、不欲饮食、精神萎靡等症状7天入某医院治疗,用抗生素车轮战术、营养支持疗法等发热发冷控制,余证效果不满意,出院后托人邀余往诊。

刻诊:老年女性,神志清,局部表情呆滞,两目无神,不问不回答,语声低微,不知饥饿,不思饮食,烦躁、恶心欲吐,吐后胃部舒服。查:体温36.5℃,心率76次/分,律规正,双肺(-),腹软,右上腹胁下侧击痛(+),未触及包块,压痛(-),反跳痛(-),四肢(-),舌质红,苔白略腻微黄,脉弦细。

内 科

证属:热入少阳,阻塞气机。

方剂:小柴胡汤加减。

处方:柴胡 15 g,半夏 15 g,炙甘草 15 g,黄芩 15 g,党参 15 g,生姜 15 g,大枣 30 g,牡丹皮 15 g,栀子 15 g,枳实 20 g,竹茹 20 g,焦三仙各 10 g,砂仁 10 g。常规水煎服,每日一剂,分三次饭前 30 分钟温服。3 剂。

5 月 25 日复诊:三剂药尽,病人一见面就开口说话,并主动介绍病情。已知饥饿,不断索取饮食,食欲增加,精神好转。舌质红,较前色淡,舌苔略白腻色亦不黄。说明仍有剩余之邪,效不更方,嘱其继续用上 3 剂。

5 月 28 日再诊:精神好转,食欲增加,主动坐起来介绍病情。查:右上腹触痛(±),苔仍有白腻,脉弦细。知其少阳之邪仍未尽除。原方改黄芩 10 g、枳实 10 g、竹茹 10 g,三剂。3 个月后追访一切如常人。6 年后追访,不幸月前患心肌梗死过世。

体会:本病例精神不振,恶心呕吐,不思饮食,正是小柴胡汤证"嘿嘿不欲饮食",初病以发热发冷入院即是"往来寒热",胁下侧击痛即是"胁下痞硬"。胸胁是少阳胆经循行部位,阳气受阻,气机不利,以致胸胁苦满,影响脾胃运化功能,所以嘿嘿不欲饮食,胆热犯胃,木气克土,胃气应降不降,反而上逆,因而心烦喜呕。

"切脉"是中医学重要诊断手段之一,其中包括切脉和触诊。触诊在《中医基础理论》(甘肃省新医学研究所编,人民卫生出版社 1976 年)说:"腹痛按之痛减者为'喜按'属虚证;腹痛按之痛剧者为'拒按'属实证。"《中国医刊》的前身《中级医刊》曾载文说:诊断慢性胆囊炎用侧击法。就是用右手的中指叩击患者右胁下,若疼痛为阳性,即所谓实证。此种诊断方法可以理解为切诊的发展和继承,比按诊更敏感,更可靠,阳性率高,能更有效地提高诊断水平,有利于辨证施治,准确性、治愈率进一步提高。

第二十四节 小儿遗尿证治

患者张某某,男,8 岁,学生,住昌邑市时代广场。2009 年 4 月 3 日就诊。

夜间尿床 3 年,5 岁前夜间无遗尿史,自 6 岁始夜尿床。刻诊:面色萎黄,消瘦体弱,不爱活动,早晚怕冷,身体蜷缩,不爱喝水,白天小便频数,渐渐夜间遗尿。自 4 岁始贪凉饮冷,嗜食冰糕,舌质淡红,苔薄白,脉细弱。指纹淡红,在风关。证属肺、脾、肾阳气虚弱,投以"巩堤丸"、"甘草干姜汤"加减,温肺、补脾、益肾、固小便。

方药如下:菟丝子 15 g,炙甘草 10 g,麻黄 4 g,益智仁 10 g,炮姜 10 g,桑螵蛸 15 g,补骨脂 10 g,附子 5 g,韭子 10 g,山萸肉 10 g。水煎 300 毫升,每次 100 毫升,日三次,饭前半小时温服,禁食生冷。五剂后夜尿即愈,再服三剂巩固疗效。之后原方改为散剂,每次 10 g,日三次,坚持服用一个月。一年后电话追访,未再遗尿,精神渐好,活动如常,学习成绩稳步提高,由原来全班第三十一名进入了前十名。

体会:遗尿是在睡梦中尿自遗,醒后方觉,故又有尿床之称。小儿遗尿多数由小儿肾气未充、下元虚寒,或恣食生冷,伤及脾、肺,津液不能正常输布所致。《内经》曰:"膀胱不约为遗溺。"由于先天肾气不足,下元虚冷,肾气不约而导致遗溺。盖肾主闭藏,开窍于二阴,职司二便,与膀胱互为表里。如果肾与膀胱、三焦俱虚,不能制约水道,而发生遗尿。用菟丝子、韭子、附子、补骨脂温补肾阳;桑螵蛸温肾、固精、缩尿;山萸肉涩精固肾。《金匮要略·肺痿肺痈咳嗽上气病脉证治》篇曰:"肺痿吐涎沫而不咳者,其人不渴,必遗尿,小便数,所以然者,以上虚不能制下故也,此为肺中冷……甘草干姜汤以温之。"又如《景岳全书》曰:"治小水者,必先利之,治肾者必先温肺,温肺化水(水饮),固护周身,所谓治水(饮)者,肺、脾、肾之脏也。"方中麻黄温肺润肺,炙甘草温肺补中,温中暖上;炮姜通过温中(脾、胃)而达到益肺的目的,即益脾温肺之法。上二味能和营卫、调阴阳。《素问·至真要大论》中曰:"诸病水液,澄彻清冷,皆属于寒";《素问·经脉别论》曰:"饮入于胃,游溢精气,上输于脾,脾气散精,上归于肺"。说明了所饮水液在肺、脾、胃的作用下完成吸收、输布、排泄的功能,这样才能维持正常的生理功能。所以以温肺、补脾、益肾之大法,化水为气,温阳固本。

本方法用于肾阳衰弱、肺气寒冷、脾运失职之遗尿症,效果较为满意。共治疗小儿遗尿症 21 例,一疗程痊愈 10 例,2 疗程痊愈 9 例,改善 2 例,治愈率86%。

第二十五节　小青龙汤治疗小儿喘憋型肺炎

邱某某,男,出生 21 天,昌邑县丈岭公社高阳大队,1972年11月5日就诊。

其父述:婴儿咳喘 5 天。5 天来咳嗽、喘憋,吸乳时加重,入院给予抗炎、止喘等药 3 天罔效,转入高密县某医院小儿科,住院 8 天,给予吸氧、抗炎、祛痰等措施,咳嗽、喘憋加重,烦躁不安。办理出院,又到本院住院。刻诊:体温 36.8℃,神志清醒,咳嗽、气急、鼻煽,喉中痰鸣如拉锯,不吐痰。吸气可见三凹症,夜间更重,舌质淡红胖,苔薄白,指纹淡红,在气关。听诊:双肺满布痰鸣音,心(-)。

诊断:肺炎咳嗽。

证属:风寒闭肺,痰涎壅盛。

治宜:温肺化痰、平喘止咳。

方用:小青龙汤加味。

处方:炙麻黄 3 g,桂枝 3 g,炒白芍 3 g,干姜 3 g,五味子 2 g,细辛 1 g,半夏 3 g,紫苏子 3 g,白芥子 3 g,莱菔子 3 g,桔梗 3 g。共 5 剂,水煎服。

上药用凉水浸泡 1 小时,用武火煮沸后再用文火煮 30 分钟,煎汁 90 毫升,每日分三次温服,一次服用 30 毫升。服至第 3 剂患儿突然咳喘加重,继之咳出痰涎一根,如筷子样大小,约 20 cm,咳嗽、喘立即停止,呼吸正常。余 2 剂家属给继续服用,直至服完。2002 年春季其父来诊病时述说该患儿愈后病未复发,发育健壮。

按:小青龙汤出自仲景先师《伤寒论》40 条:"伤寒表不解,心下有水气……少腹满或喘者,小青龙汤主之。"本方解表化饮,止咳平喘,治疗寒饮内停之证。患儿以喘、憋、痰多为主症,无发热,无吐泻,舌质淡红,苔薄白,指纹淡红,为外有风寒,内有痰饮。宜解表宣肺,化饮祛痰。麻黄、桂枝温肺平喘;芍药敛阴和营,以防温燥;细辛、半夏温中化饮,散寒降逆;五味子收敛以免肺气耗散太过。紫苏子、白芥子、莱菔子即三子养亲汤,为《韩氏医通》方,能顺气降逆,化痰消滞,治气逆痰滞而致的咳喘、痰多,复其升降之职,则诸症以平,阴阳调和。

第二十六节　心包积液治验

王某某,女,80 岁,高密市阚家镇西方村人,2006 年 7 月 25 日就诊。

头晕、胸闷、憋气、胸部持续性隐痛 3 月余,加重 20 天。在某医院检查:血压 102/62 mmHg,左肺呼吸音低,右肺呼吸音清,无啰音。心率 98 次/分,律齐,心音遥远,无杂音,A2 > P2,主动脉第二心音↑,怀疑冠心病、心包积液。B 超示:心脏各房室腔内经正常,房室间隔连续完整,各段心肌厚度及动度回声正常。右前壁脏层心包腔内突起的实性强回声,大小约 2.6 cm×1.6 cm,随心动不活动。升主动脉呈梭状扩张,最宽处 3.1 cm,长约 6.4 cm。其前右侧壁外凸,内部示非均质实性略强回声。心包腔内示大量液性暗区。意见:心包积液(大量)、心包实性占位? 升主动脉瘤并血栓形成。医生建议:住院做心包切除术。家人考虑年龄太大,风险度高,不愿做手术,求助中医治疗。刻诊:老年女性,神志清楚,重听,胸闷,胃脘部及两胁胀满,胸部隐痛呈持续性,端坐位,不能平卧,全身疲乏无力,活动则喘重,舌质淡红而润,苔薄白,脉弦细。

证属:心悸,胸痹,喘息。

治宜:益心气,补心血,温阳利水。

方用:炙甘草汤合五苓散。

药物组成:炙甘草 30 g,人参 30 g,生姜 45 g,桂枝 15 g,麦冬 45 g,麻仁 30 g,阿胶 30 g(烊化),生地黄 120 g,云苓 30 g,泽泻 30 g,白术 30 g,猪苓 30 g。加水 3500 毫升武火煮沸后,

再用文火煎煮 4 小时,煎出药汁 750 毫升,分三次饭前 30 分钟温服。7 剂。

同时输液:① 0.9% 盐水 250 毫升加香丹注射液(神威药业产品,国药准字 Z20044468)20 毫升静脉滴注,每分钟 60 滴,日两次。② 10% 葡萄糖 250 毫升加维生素 C 3 g,维生素 B_6 200 mg,辅酶 A 2 支,肌苷 4 支,门冬氨酸钾镁 10 毫升,静滴日一次。③青霉素钠 320 万 U 加地塞米松 10 mg,日两次,静脉滴注。7 天。

8 月 4 日二诊:自述精神好转,胸闷、憋气、胸痛减轻,腹胀,5 天未大便。检查:腹软、压痛(−),反跳痛(−),肠鸣音↑,但未闻及气过水声。舌质略红,苔薄微黄,脉弦略滑,属阳明脏实证,停用上方,给予调胃承气汤加味:大黄 15 g,厚朴 15 g,枳壳 15 g,甘草 15 g,芒硝 10 g(冲),莱菔子 15 g。水煎服,嘱大便通即停用。

8 月 6 日三诊:服上药一剂,泻下硬便两枚,腹已不胀,食欲增加,精神进一步好转,停用调胃承气汤,继续应用炙甘草汤加五苓散原方 8 剂。

8 月 14 日四诊:精神好,食欲正常,睡觉能平卧,胸闷、喘息已愈。检查:血压 112/70 mmHg,心率 78 次/分,律齐。B 超所见:心脏各房室腔内经正常,房室间隔连续完整,各段心肌厚度及动度回声正常。右前壁脏层心包腔内突起的实性强回声,大小约 2.4 cm×1.2 cm。其前右侧壁外凸,内部示非均质实性略强回声。心包腔内示液性暗区,较深处约 1.6 cm。意见:升主动脉瘤,心包积液(少量),心包实性占位性质? 已经无自觉症状。

2013 年 4 月 18 日其婿来访,述老人已经 87 岁高龄,仍健

内科

在,原病未复发,现在能做饭,能看孩子,生活自理。

体会:心包积液属中医学的惊悸、怔忡、支饮、溢饮、喘息等范畴。主要原因由于精神因素引起心主不安与心血不足,心阳衰弱,水饮内停所引起。《伤寒论》第122条"伤寒,脉结代,心动悸,炙甘草汤主之。"

炙甘草汤原方:甘草四两(炙),生姜三两(切),人参二两,生地一斤,桂枝三两(去皮),阿胶二两,麦冬半斤(去心),麻仁半斤,大枣十二枚(擘)。

上九味,以清酒七升、水八升,先煮八味,取三升,去滓,内胶烊消尽,温服一升,日三次。一名复脉汤。

《伤寒论》第71条曰:"太阳病,大汗出,胃中干,烦躁不得眠,欲得饮水者,五苓散主之。"第74条:"中风发热,六七日不解而烦,有表里症,渴欲饮水,水入即吐者,名水逆,五苓散主之。"

五苓散原方:猪苓十八铢(去皮),泽泻一两六铢,白术十八铢,云苓十八铢,桂枝半两(去皮)。

以上五味,捣为散,以白饮和服之寸匕,日三服。多饮暖水,汗出愈,如法将息。

煎法、服法:炙甘草汤合五苓散方中诸药用冷水2500毫升浸泡1小时,武火煮沸后再改用文火煎90分钟,煎出药汁750毫升,分三次饭前30分钟温服,阿胶烊化。方中炙甘草甘温补气,通血脉,利血气,治心悸;人参、大枣大补元气益胃气,以资脉之本源;人参甘微温,剂量较大,恐过于温燥能引起口鼻干燥,甚至鼻出血之虑,所以要严密观察,根据病情适当调整用量。生姜能行阳气和营卫;生地黄、阿胶、麦冬、麻仁滋阴补血以养心阴。生地黄用120 g一剂,用量较大,煎煮时间宜长,若煎煮时间较短,恐引起腹泻,故宜久煎90分钟以上;桂枝辛温,解太阳之表而化膀胱之气;白术苦温健脾胜湿;泽泻、茯苓、猪苓甘淡渗湿,化决渎之水,畅利水道。所以五苓散实际上是一付调节全身水液输布的方剂。心包积液是全身水液代谢紊乱的一部分。特别是桂枝,其功能更重要。清·邹澍在《本经疏证》中总结桂枝有六种功能:"曰和营,曰通阳,曰利水,曰下气,曰行水,曰补中。"本病案应用是取其通阳气布津液,最终达到"水精四布,五经并行"的作用。五苓散不单是治太阳膀胱之腑,而且能通调三焦。心包属手厥阴心包络经脉,病在上焦,所以其积液用炙甘草汤合五苓散有良好的治疗效果。

香丹注射液由丹参、降香组成,有活血化瘀及通脉养心的功能。实验证明有扩张冠脉、增加血流量、提高心肌耐缺氧、增强心肌收缩力、减慢心率、改善心脏功能、抑制凝血、组织修复及降低血脂等作用。用量为每日静滴一次,用量8~16毫升。本病案用量每日一次,用量40毫升,用量大于上述用量一倍。根据《山东医药》杂志报道,其用量在每日 1 ml/kg 是安全的,能改善微循环,能预防治疗阳痿、癌症、保肝等作用。肝移植用的鲜肝放在其溶液中可延长存活 4 小时。青霉素的应用意在避免细菌感染。激素的应用在于改善心包的通透性,有利于心包积液的吸收。

本案用炙甘草汤合五苓散治疗,疗效满意,远期疗效肯定。

第二十七节　虚性便秘治验

患者白某某,女,26 岁,昌邑市丈岭镇白家营村农民。2001 年 10 月 3 日就诊。

大便困难 6 月余,加重 20 天。每日大便一次,稀软,临厕则竭力努挣,经常在厕所一蹲就半小时至 1 小时。近 20 天因筹措婚事,心情急躁、恐惧,怕结婚日蹲厕所。便后全身疲乏无力,虚汗。刻诊:面色㿠白,精神不振,语声较低,舌质淡红,苔薄白,脉沉细。证属气血两虚便秘。治以大补气血、活血、健脾、润肠通便。方用通便润肠汤加味。

处方:党参 30 g,黄芪 50 g,肉苁蓉 30 g,何首乌 20 g,决明子 20 g,枳壳 30 g,白术 30 g,石菖蒲 20 g,附子 15 g。

常规水煎服,药液 750 毫升,分三次饭前温服。禁忌生冷食物。7 剂。

10 月 10 日二诊:患者心情舒畅,高兴地说:"大便好了,有了大便到厕所一蹲就排。身体也有劲了。"嘱其再服用 7 剂,巩固疗效。

2006 年其儿子发烧住院询问其以后状态,白某高兴地说:"大便至今很好。"

体会:便秘证,一般是指大便秘结不通,排便时间延长,或想排便时而艰涩难排的一种病症。《素问·灵兰秘典论》曰:"大肠者,传道之官,变化出焉。"讲大肠是管理传导,把小肠传来的食物残渣,变为粪便,传送至体外。《灵枢·本输篇》曰:"肺合大肠,大肠者传导之腑。"讲肺和大肠相配合,大肠是传送糟粕的。本病的发生是因为大肠的传导功能失常,其发病与脾、胃、肾的关系甚为密切。方中用党参、黄芪、白术补气益肺,燥湿运脾,使津液得以输布,治疗排便努挣、肛门堕迫之苦;肉苁蓉、附子温补肾气,补火生土益肺金,即是"虚则补其母",使肺气更好地发挥其宣降功能;枳壳为酸橙的未成熟果实,能理气宽中,行气消胀。有人报道重用有升提之力,用于气虚所致的胃下垂、子宫脱垂及脱肛,取其能升提通便之功;石菖蒲辛温能开二窍,有利于排便;决明子、何首乌能养血润肺通便。若血虚重者加当归30 g;胃热重者加大黄15 g;气滞重者加厚朴30 g。

从1998年8月至2011年10月共诊治虚秘患者15例,全部治愈。其中2001年一年内遇到4例。有一户家中五口人,三口患此病,全部在潍坊某医院做手术切除直肠30 cm,术后效果好,大便正常。但是一个月后有2人复发,求诊于我。用上法治疗二个疗程,均治愈。2011年5月份追访,未再复发。

第二十八节　阳明阳土　得阴则安

邱某某,男,56岁,峡山区太保庄街办,农民。2010年5月25日就诊。

右上腹及右胸胁部疼痛10年余。伴有食欲不振、恶心、呕吐,到济南、北京大医院诊治,先后经B超及胃镜检查,诊断为胆囊炎、慢性胃炎,给予消炎利胆片、吗丁啉、抗生素及中药黄芩、黄连、栀子等治疗,腹痛、恶心、呕吐好转,但停药即复发。素喜食辛辣食物,嗜白酒,日半斤至1斤,约30年余。口干、口苦、咽燥舌痛,烦躁易怒,喜冷饮。刻诊:精神不振,神志清楚,右侧卧位则胸痛加重,舌质红,舌面如镜无苔,脉弦细数。

证属胃阴虚。治宜甘凉滋阴。

方用:一贯煎、益胃汤加味。

处方:北沙参20 g,麦冬20 g,当归15 g,生地黄30 g,枸杞子15 g,川楝子10 g,玉竹15 g,石斛15 g,石膏50 g,知母15 g,枳壳15 g,厚朴15 g,麦芽15 g。水煎服,日一剂,5剂。

5月30日二诊:服药5剂,口干、口苦、恶心、呕吐、咽干、舌痛明显好转,胃痛及右胸部疼痛大减,能右侧卧位睡觉。舌体深红转淡,中间似有薄薄白苔。加山楂 15 g、乌梅 10 g。5剂,煎服法同上。

6月4日三诊:用上药诸证已十去七八,食欲增加,精神较佳,舌体中间舌面乳头复生,继用上 8 剂。

6月12日四诊:身体感觉较好,已经没有明显不舒服。舌质淡红而润,舌体灵活,白薄苔满布舌面。

体会:一贯煎是滋阴养胃、补益肝肾的有效方剂。该方出自《柳州医话》。方中沙参甘、微寒,归肺、胃经,益胃生津,麦冬甘、微寒,归心、肺、胃经,益胃生津、润肺养阴。生地黄甘、苦、凉,归心、肝、肾经,清热养阴、凉血润燥。当归甘、辛、温,归肝、心、脾经,补血活血,润肠通便。枸杞子甘、平,归肝、肾经,滋养肝肾之阴。石斛甘淡微寒,归胃、肺经,益胃生津。玉竹甘微,归肺、胃经,益胃生津。川楝子苦、寒,归肝胆经,行气止痛。石膏辛、甘、大寒,清热泻火、除烦止渴。知母苦、甘、寒,归胃、肾经,清虚热养阴。麦芽甘、平,归脾、胃经,行气消滞,健脾开胃。厚朴辛、苦、温,归脾、胃、肺、大肠经,行气健胃。

患者长期嗜酒,嗜食辛辣、温燥之品,辛热温燥,易伤阴津。复用芩、连苦寒燥湿之品,阴津进一步受损,而致胃阴大伤。须治以甘寒柔润之品。如清代温病大家吴鞠通在《温病条辨》中所云:"欲复其阴,非甘凉不可。"所以给予大队的沙参、麦冬、石斛之属以复其阴。清代名医叶天士亦云:"太阴阴土,得阳始运。阳明阳土,得阴自安。"所以加入石膏、知母、生地黄之辈,养阴清热,生津润燥。厚朴、麦芽行气消食健胃。川楝子疏肝理气。肝气条达胸胁疼痛之苦解除。笔者认为,此病辨证的关键是:舌质红,光滑无苔,在胸胁部疼痛拒按,是胃阴虚、肝气郁结之主要表现。在治疗上甘、凉相配,甘能通能润,凉能润燥养阴,除烦热,从而使润而不腻,胃气得降,脾气得升,升降调和,润泽适宜,达到了"阴平阳秘,精神乃治"的阴阳平衡最佳状态,收到了"阳明阳土,得阴自安"的治疗目的。

第二十九节　一根筷子也救命

曹某某,男,出生 6 天,昌邑县北孟公社曹戈庄,1978 年 10 月 5 日就诊。

出生后不排便、不排气 6 天,呕吐腹胀 4 天,哭声无力,小便正常。患儿 6 天前足月妊娠自然分娩,体重 2 855 g。精神不振,神志清楚,胸廓对称,心肺(-),腹软,腹胀如小鼓,肠鸣音↑,未闻及气过水声。呼吸急促,频繁呕吐黄绿水。四肢发育良好,肛门外形正常,外生殖器发育良好。

诊断:①先天性肛门闭锁? ②肛门黏膜阻塞?

器具准备:①顶部圆滑的旧筷子一根;②香油少许;③卫生纸一卷。

治疗经过:用筷子圆滑端蘸香油,小心轻轻地钻顶肛门,突然空虚感,随即较软稀大便及气体喷出约 150 毫升,腹胀、呕吐随之消失,吸乳良好。2010 年追访:生长发育良好,已经娶妻生子。

体会:此患儿假性肛门闭锁,用筷子蘸香油通开肛门,救患儿一命。所以遇到病人冷静一点,多考虑一点,最好能就地取材,治疗患者疾病,能收到治疗及经济上的最佳效果。

第三十节 有故无殒亦无殒治则应用

2004年5月4日,张某某,女,32岁,某化工厂会计之妻。

妊娠5个半月,腹痛3月余,托人求医。追问病史:妊娠两个半月开始下腹部持续性疼痛,阵发性加重3月余,先后到三处二甲医院及三处三甲医院妇科求治,诊断均为:腹痛待查?先兆流产?给予保胎治疗皆罔效。刻诊:痛苦病容,消瘦,腹胀、腹软,呕吐食物及水。宫底在脐下二指,肠鸣音亢进,可见胃肠型逆行波动。4年前曾做"阑尾切除术",舌质淡红,苔黄腻,脉弦滑。诊断为气滞血瘀,腑气不通,阳明腑实证(粘连性肠梗阻)。此病因为妊娠合并肠腑积滞,手术时血液溢于肠外,导致肠管粘连,形成腑气不通。

《素问·五藏别论》曰:"六腑者传化物而不藏,故实而不能满。"所以六腑以通为用。治宜峻下热结、破结除满。但峻下之剂,必伤胎元,然而气滞血瘀积滞不除,腹痛难愈,甚至发展成完全性肠梗阻,危及母亲、胎儿生命。故用大承气汤加味合并寿胎丸活血化瘀泻下通腑安胎。

药用:大黄10 g,厚朴15 g,枳实15 g,芒硝10 g(冲),桃仁15 g,红花15 g,莱菔子30 g,黑木耳30 g,菟丝子20 g,桑寄生20 g,川断20 g,黄芪30 g,当归15 g,甘草15 g。常规水煎服,3剂。嘱其家属及患者因药物重峻有可能引起流产,若有特殊变化及时说明。征求患者及家属同意签字。

5月8日再诊:药后约1小时肠鸣腹痛加重,继之频频矢气,大便4次,为黑褐色硬块5枚,并泻黑色水样便、奇臭。继之腹痛已愈,大便通畅,食欲增加。嘱其禁食生冷,服食炒萝卜以降气通腑补脾胃。4个月后,自然分娩一健康男婴。

体会:此乃妊娠的重要并发症,母子皆有风险,属妊娠合并气滞血瘀阳明腑实症。腑气不降则胀,气滞血瘀则痛。用大黄、桃仁、红花、芒硝、莱菔子、木耳峻下活血化瘀等药,但皆属孕妇禁用、慎用药,易伤及胎儿,如循规蹈矩则病邪难除,故应用"有故无殒亦无殒"之治疗原则,大胆应用了泻阳明腑实、活血化瘀的大承汤加味,做到病除而不伤胎儿母子健康的理想疗效。此病案属应用"有故无殒亦无殒"的治疗原则治病。但是此法应用一定慎重,需要对患者及其家属交代清楚,并签字后方可应用。

感言:患者下腹部持续性疼痛,阵发性加重3月余,到多家医院诊治,反而一误再误,医生水平不高?!非也。医生不负责任?!非也。恰好有一患者来诊病,和她讨论也有同感,说:"有的医生就是这个毛病,分科太细,她(他)们对本科的病不愧是一流医生,不愧是专家。但是对其他科疾病了解较少",所以造成了上述不幸。医生临床除了搞精、搞细本科疾病的同时,也要兼学一点其他科的疾病。现在国家卫生部规定要培养一批全科医生,是非常必要、非常正确的决定。

第三十一节　炙甘草汤应用体会

曹某某,男,55岁,农民,昌邑市北孟镇曹戈庄人。1999年5月30日就诊。

心悸、胸闷5个月,加重10天。5个月前因心中郁怒,感到一阵阵心悸、胸闷、憋气,伴有四肢酸懒,曾用冠心苏合丸、地奥心血康、复方丹参片、心律平等效果不显著。刻诊:观其面色少华,精神抑郁,舌质红边有瘀点,苔薄白,脉结代而涩。心电图提示:冠状动脉供血不足,频发性室性早搏,ST 段下移 0.1 ~ 0.4 mV,T 波倒置。证属:气血亏虚,血脉瘀阻。治宜:益气养血活血,温通经络,方用炙甘草汤加减。

处方:炙甘草 60 g,生姜 45 g,党参 30 g,生地黄 250 g,桂枝 45 g,阿胶 30 g(烊化),麦冬 45 g,麻子仁 30 g,大枣 115 g。

以上药味加水 3 000 毫升,武火烧沸后,改用文火煎 3 小时,加入黄酒 500 毫升,再煎 30 分钟,煎出药汁约 1 500 毫升,每次服用 250 毫升,日三次,饭前半小时温服,共服用 2 天,8 天一疗程。服用 1 疗程后复查心电图示:窦性心律,心电图大致正常。

疗效观察:自 1995 年 4 月 ~ 2011 年 4 月共治疗心律失常 38 例,痊愈 22 例,好转 11 例,无效 5 例,总有效率 86.8%。

体会:《伤寒论》中的炙甘草汤治疗现代医学的心律失常,效果较好,取得了用其他方法难以取得的疗效。本方出自《伤寒论》182 条:"伤寒,脉结代,心动悸,炙甘草汤主之。"此方为仲景先师最著名的效方之一。结代脉是结脉和代脉两种脉象的并称,结脉脉来忽止,止而复起;代脉乍疏乍散,或有规律性的间断而复发。

本方所用炙甘草补益中气,益脾胃;党参大补气血,益气生津;生地黄、阿胶、麦冬、麻仁滋阴补血;桂枝、生姜温阳通脉;大枣补益脾胃,化生气血。煎药加入黄酒以助药势,温通血脉。合用诸药则大补气血,温经通脉,结代之脉随之而愈。

方中诸药用量,根据有关文献折算:《伤寒论》中一两等于现代的 15.625 g,一升折合 200 毫升。此药煎煮时间不宜过短,须煎煮 3 至 4 小时。煎煮时间过短,药效难以全部煎出并出现腹泻。加入黄酒后煎煮时间更要严格掌握,必须控制在25分钟至30分钟之内,以更好地发挥疗效。方中所用剂量较大,经过反复运用实践,属安全可靠剂量。

第三十二节　重用萆薢治疗淋浊

吕某某,男,28岁,昌邑市奎聚街办上门女婿。2011年10月25日就诊。

尿道滴白2个月。3个月前结婚,性欲较强,房事频繁,时有排尿不舒、尿频、尿急、晨起较重,伴有阴囊潮湿、会阴部隐隐作痛,尿道口有白色分泌物,小便前后有白色黏液溢出。曾去某个体诊所,诊断为"性病"。给予阿奇霉素、左氧氟沙星等治疗1个月,仍尿频、尿急、白浊。建议去某医院,泌尿科镜检所见:未查出淋珠菌、支原体等性病微生物。诊断为尿浊。

治宜:清热利湿、分清降浊。

方用:萆薢分清饮加减。

处方:萆薢60 g,石菖蒲15 g,甘草10 g,乌药10 g,苦参15 g,柴胡10 g,薏苡仁20 g,蒲公英15 g,赤芍15 g,石韦20 g,车前草15 g。水煎服,日1剂,分三次饭前温服。禁忌烟酒、辛辣。

11月1日二诊:服药后尿道分泌物明显减少,尿频、尿急、阴囊部隐痛明显进步。上方去薏苡仁、石韦,继续服用7剂。

11月8日三诊:尿浊、会阴部隐痛已愈,阴囊部仍有少量汗出,上方用半量继续应用7剂,驱除残留余邪,巩固疗效。

体会:淋浊即以小便混浊如泔浆、无疼痛为特征。中医学认为,该病的发生与脾、肾二脏最为密切,以脾、肾湿热下注膀胱最为多见。分析认为,年轻人初涉婚事,性生活无度,或复加良好的生活条件,辛辣烟酒之物,无限度的享用,阴茎频繁勃起、充血而致血瘀,身体日渐虚弱,为经外邪(细菌、病毒)入侵提供繁殖的土壤,所以致湿热下注尿浊频发。方用萆薢分清饮加味,重用萆薢清热利湿,取得较好的疗效。该方另一方出自《丹溪心法》,其药物组成:萆薢、乌药、益智仁、石菖蒲各等份(一方加云苓、甘草梢)。另一方出自《医学心悟》,药物组成:丹参、车前子、云苓、白术、萆薢、黄柏、菖蒲、莲子心。本案所用药物原方加减如下:萆薢、石菖蒲、甘草、乌药、苦参、益智仁、薏苡仁、蒲公英、栀子、赤芍、石韦、车前草等。仍以萆薢为主药,并且量大剂重。《简明中医辞典》(人民卫生出版社,1979 年)谓其苦平,入肝、肾、膀胱经,用量 9 ~ 15 g。《中药学》(山东科学技术出版社,1991 年)谓其苦平,归肾、胃经,用量 9 ~ 15 g。二者皆未提及有毒。对顽症痼疾可以小心地加大剂量应用。如本案所用剂量为文献所载最大剂量的 4 倍,未发现任何不良反应,疗效理想。再加入苦参、薏苡仁、蒲公英、栀子、石韦、车前草之辈,进一步加强清热利湿,对尿浊治疗作用较好。本方自 1981 年至 2013 年 6 月共治疗 9 例,全部在三个疗程治愈。

第三十三节 酒精中毒腹痛案

邓某某,男,42 岁,农民工,会计,昌邑县丈岭公社。1976 年 9 月 5 日就诊。

患者平素嗜酒如命,每餐必饮,饮必醉,已有 11 年之久。约半年前,自觉右上腹隐痛,在县医院诊断为:肝大待诊,酒精肝。给予维生素 C、维生素 B 族、肌苷等治疗无明显疗效。但病情发展缓慢,全身疲乏无力,右上腹及右胁下隐痛不舒,食而无味。4 天前过量饮酒,倍食辛辣肥甘食物,右上腹及右胁下疼痛加重,胃脘部胀满,恶心欲吐,疼痛向右肩胛及背部放射,右侧卧位加重,求助中医。

刻诊:面色黧黑、消瘦,表情抑郁痛苦。检查:右胸肝上界浊音在 4、5 肋间,肝左叶在剑下 4～5 cm,质较硬,边缘整齐,肝表面未触及结节及凹凸,脾未触及,舌质红、苔白腻,脉弦滑。实验室检查:肝功能(-),二便化验检查均阴性。

诊断:积聚(酒精中毒性肝硬化)。

辨证:酒精中毒,湿热蕴结,气滞血瘀。

治则:疏肝解郁、活血化瘀、醒脾化湿。

方用:逍遥散、葛花解醒汤加味。

处方:当归15 g、白芍15 g、白术15 g、葛花15 g、木香5 g、云苓15 g、青皮15 g、猪苓15 g、砂仁15 g、白蔻15 g、炙鳖甲15 g(研、冲)、土鳖虫15 g、丹参30 g。水煎服,10 剂一疗程。

方义解析:本方为疏肝解郁止痛剂,能活血化瘀,消癥瘕积聚。其中当归、白芍、白术为逍遥散义,疏肝解郁止痛。葛花解酒毒,泽泻、云苓、猪苓渗湿利小便,使酒邪从小便出,更加砂、蔻、青、陈、木香调气渗湿,复加鳖甲、土鳖虫、丹参活血化瘀,消癥瘕积聚。

9 月 15 日二诊:服上药一疗程后,腹痛逐渐好转,但时有肠鸣、恶心,余症同前。上方加生姜15 g、半夏5 g,继续服用10 剂。

9 月 25 日三诊:诸症愈其大半,恶心、肠鸣已愈,食欲增加,舌质红、苔略腻,脉弦略滑。去半夏、生姜,加焦山楂15 g,再服用10 剂。

内 科

10月5日四诊:精神好转,食之饭香,肝硬度较前稍软,肝剑下缩小二指,腹已不痛。生活自理。此种慢性病人为防其复发,非长期治疗不可能根除余邪。再给上药6剂量,加工成细粉,每日三次,每次15 g,白开水冲服。坚持服用2个月。

1980年5月,其子来诊病时曰:其父服药后效果很好,身体逐渐恢复健康,不但生活自理,而且能参加轻微劳动,头脑思维灵活。但1年后酒瘾复发,开始偷饮,继之公开饮,后来越发加重,每餐必饮,饮必醉,夜间方便时必饮。1980年5月份大口吐血,经抢救无效不幸逝世。

后议:俗语说,酒能成事,亦能败事。在各种社交活动中能起到交流思想、加深友谊、加强合作、推动社会发展和进步的作用。所以应提倡"适量、健康、文明"的饮酒。纵观历史,饮酒误事、坏事的例子也不胜枚举。本人在任中医院院长期间,为了医疗安全,对病人负责,对医护人员负责,制定了一系列严格的禁酒措施和制度,虽然起到了一定的作用,但收效不大。据有关资料统计,我国因饮酒造成的死亡人数每年在11万以上。世界著名的英国医学杂志《柳叶刀》刊登了一系列文章,并发表了社论,强调了酒精的危害性。党中央、国务院制定了一系列禁酒措施及"严禁酒驾"法规,都是保护人民健康、保护人民生命财产的好政策、好制度,应当坚决地不折不扣地认真严肃执行。

从医学角度讲,过量饮酒不仅酿成了不胜枚举的悲剧事件,而且严重地损伤人的机体。首先最受伤的莫过于肝脏。平日正常人每日40~80毫升酒精,10年可出现酒精性肝病,每日平均饮酒精160毫升,8~10年可发生肝硬化。有研究表明,嗜酒者各种癌症发生率明显升高:喉癌可高出21倍以上;

甲状腺癌增加 30% ~ 150%；皮肤癌发生率增加 20% ~ 70%；女性乳腺癌增加 20% ~ 60%；食道癌可增加 60%。其次对大脑的记忆力、注意力、判断力、功能及情绪反应都有严重损伤。对男性来说出现精子质量下降；对于孕妇，即使少量饮酒也会使胎儿身体缺陷性升高。大量饮酒还可发生心肌病、心肌梗死及脑出血。为了自己的身心健康，为了子孙后代，一定要坚持"文明、健康、适量"的饮酒规则。

第三十四节　胆囊炎、胆石症治验

郭某某，男，14 岁，学生，原籍北孟曹戈庄。2013 年 3 月 17 日就诊。

呕吐、头晕、头痛 2 小时就诊。呕吐物为食物及黄苦水，呈似喷射状，伴有发冷、发热，体温波动在 38.5 ~ 39.5℃之间。

追问病史：其母代述 4 年前 5 月份突然发冷、发热、呕吐，急入某医院，给做脑电图、腰穿等方法诊断为："病毒型脑炎"、"呕吐待查"，住院 11 天，好转出院，翌后每年发作一两次。

检查：体温 39.5℃，血压 122/70 mmHg，面色潮红，神志清楚，颈软，双肺（－），心率 96 次/分，律正，A2 = P2，肤软，肝脾不大，右上腹触痛（＋），下腹部压痛（－），反跳痛（－）。B 超示（B 超号 US0463616）：胆囊大小形态正常，壁尚完整，腔内见泥沙样高回声区。诊断意见：胆囊泥沙样结石（少量）。舌质红，苔黄腻，脉弦滑数。

证属邪入少阳，肝胆湿热（胆囊炎、胆石症）。治宜和解少阳，清利肝胆湿热、排石。方用小柴胡汤加减。

药用：柴胡 15 g，半夏 15 g，党参 20 g，甘草 15 g，黄芩15 g，

内科

大枣 15 g,生姜 15 g,牡丹皮 15 g,栀子 15 g。水煎服。第一剂急煎。

嘱其加入热水迅速急煎,边煎边喝,频频饮之。若呕吐,呕吐后再喝。1 剂服完,呕吐渐止。再给予原方二剂水煎服。

3 月 20 日二诊:服上药 3 剂,呕吐已停止,体温波动在 37.5 ~ 38℃之间,但上腹部仍有持续性钝痛,拒按。舌质红,苔黄腻,脉弦滑。上方去生姜、大枣,加茵陈 30 g、金钱草 30 g、大黄 10 g、鸡内金 30 g,水煎服,日一剂,总计 5 剂。

3 月 24 日三诊:服上药诸症明显好转,体温正常,食欲增加,精神好转,效不更方,继续应用上方 10 剂。

4 月 4 日四诊复查:B 超示:胆囊泥沙样结石(少量)。诸症继续好转,给予中药原方 20 剂,服法同上。嘱其做跳跃等剧烈运动。

5 月 3 日五诊:食欲增加,体力、精力恢复,恰逢期中考试,成绩上升,52 人的班级进入前十名。B 超示肝脏形态大小可,实质回声均质,肝内胆管及门静脉未见明显扩张。胆囊大小形态正常,壁规整,腔内透声好。诊断意见:肝胆未见明显异常。嘱其调节好心情,适量运动,多做跳跃活动。同时给予鸡内金(炒)300 g、山药(炒)300 g,共为细末,加入上白面 1 kg、白糖 500 g,做成小饼 30 个。每餐饭前 30 分钟服用 1/3 个,温开水送服,服用 1 ~ 2 个月,增强体质,防止胆结石再次形成。

2014 年 5 月 1 日追访:一年来身体很好,呕吐未再复发,食欲良好。积极参与各种体育活动。

体会:该患者素有肝胆湿热,复感外邪引起胆囊炎、胆石症。初病发冷、发热、呕吐、腹痛、拒按,即《伤寒论》小柴胡汤证。《伤寒论》第 98 条曰:"伤寒五六日,往来寒热,满胁苦满,嘿嘿不欲食,心烦喜呕……或腹痛,或胁下痞硬……小柴胡汤主之。"所以急投入小柴胡汤驱散少阳胆经之邪。继之清利肝胆湿热,加茵陈30 g、海金沙30 g、大黄10 g,清热利湿,驱除肝胆湿热之邪,复加鸡内金消积化石。先后共服药46剂,胆石排除干净而获痊愈。后又给予鸡内金、山药做成小饼,较长时间服用,做到了扶正祛邪。此方方药看似简单,但请不要小觑。我在山东中医药大学附属医院实习时,有一位老师教诲说:此方有很好的保肝、强壮作用,曾用于一位晚期肝硬化患者,腹水严重,坚持服药一年,恢复了健康,重新走上了工作岗位。我在临床常用此方,对儿童消化不良、身体虚弱、反复感冒疗效很好。坚持服用1~2个月,定有很好的疗效。

本法共治疗胆石症患者14例,其中男性9例,女性5例,年龄最大者56岁,最小者14岁。结果痊愈(临床症状消失,B超检查胆结石完全排出)6例,占43%;显效(临床症状大减,但上腹部仍有轻微不舒,B超检查胆石排除2/3)4例,占29%;好转(临床症状明显好转,上腹部仍胀闷,B超检查胆结石消除1/3左右)3例,占21%;无效(临床症状似有改善,但不明显,B超检查结石无明显变化)1例,占7%。

第二章 外 科

第一节 胆道蛔虫的诊断与治疗

患者张某某,女,39岁,农民,昌邑县丈岭公社四海官庄人。1985年7月20日就诊。

上腹部疼痛伴有呕吐黄苦水3天,入院治疗2天,痛则欲死,大声呼叫,辗转不安,冷汗淋漓,痛苦不堪,频繁呕吐黄苦水。以急性胃炎、胃肠痉挛入院。给予补液,每日静滴2 500毫升,糖盐之比为1:1,肌注青霉素160万U日两次,以及解痉止痛、止呕剂,效果不明显。又给予冬眠灵50 mg肌注日两次,亦不能解除疼痛。值班医生动员转院治疗。因天气阴雨,交通不方便,家中有不能活动的老人,又有年幼的孩子,困难很大,不愿意转院。邀余会诊,刻诊:急重痛苦病容,精神不振,神志清楚,血压126/76 mmHg,心率76次/分,规正,腹软,右上腹压痛(+),反跳痛(-),舌质红,苔薄黄,脉弦滑。详细问诊:其疼痛重点在右上腹,似有物从下而上钻顶样疼痛,疼痛则欲死,不钻则不痛,若常人。诊断为:胆道蛔虫并胆系感染。立即投以温脏安蛔,清利肝胆湿热的乌梅汤加减。

处方:乌梅30 g,细辛10 g,川椒10 g,黄连15 g,黄柏15 g,槟榔15 g,川楝子15 g,大黄15 g,茵陈30 g,金钱草30 g。急煎药液300毫升,顿服。服药约2小时疼痛明显好转,嘱其上药再服一剂,约 3 小时后疼痛消失。立即给予驱蛔灵 6 片,顿服。次日上午 10 点左右,大便三次,共排出蛔虫约 200 条,腹部疼痛痊愈。观察至下午 5 点,未见疼痛,自动要求出院。1998 年陪其女儿来院分娩时追访:回家后未再腹痛。

体会:胆道蛔虫病过去属常见病、多发病,20 世纪 50 年代前,多以急腹症入院,有很多医生以急腹症手术治疗,剖腹切胆取虫。以后经党和国家大力提倡中医及中西医结合治疗本病,用中药乌梅丸止痛后,立即服用驱蛔灵杀虫、驱虫,疗效显著。因为驱蛔灵"其作用机制,可能是哌嗪在虫体神经肌肉接头处,发挥抗胆碱作用,阻断神经冲动的传递,使虫体肌肉麻痹而不能附着在宿主肠壁,随粪便排出。蛔虫在麻痹前不表现兴奋作用,故较安全"(周自永、王世祥主编《新编常用药物手册》)。用中西医结合的方法治疗胆道蛔虫取得了良好的疗效。现在手术取蛔已经成为过去。但目前临床上遇到时误诊却常常发生。究其原因有二,其一:随着生活水平及文化水平的不断提高,卫生习惯也明显进步,蛔虫病的发病率已经很低,医生对该病的警惕性明显下降,所以误诊率较高。其二:年轻医生虽然有很丰富的医学知识,但缺乏对该病的认识,理论和实践的结合有待进一步完善。我在 1999 年 5 月份遇到一例:男,44 岁,麻纱厂工人孟某某,曾因为上腹部疼痛去某医院三次,皆误诊,可见临床经验之重要。目前对该病的诊断是关键,只要诊断清楚,治疗一般不是问题。对该病的关键是认识其特殊的临床表现。必须弄清楚其疼痛的特殊性,就是右上腹或上腹部阵发性的钻顶样疼痛。疼痛发作时难以忍受,不发作时如常人。阵发性的钻顶痛是诊断最重要、最关键的症状。立即投以乌梅丸加减。服用了第一剂明显好转,第二剂即获痊愈的理想疗效。

方解:蛔虫的性质"得酸则静,得苦则下,得辛则伏"。

方中乌梅性味酸平,能制蛔;槟榔、川椒、细辛味辛能杀虫、伏虫;川楝子、黄连、黄柏、茵陈、大黄、金钱草苦能降虫、下虫,清热利湿,利胆排出。所以能取得较好疗效。

我行医五十年余,诊治该病约四十余例,辨证用中西医两法结合诊疗,少则 2 剂,重在 5～6 剂即获痊愈,治愈率达100%。

第二节　蛔虫性肠梗阻治疗总结

焦某某,女,8 岁,昌邑县丈岭公社高阳大队。1978 年 10月 5 日就诊。

脐围阵发性疼痛伴有呕吐 3 天。3 天前患儿喝凉水后即感到脐周围阵发性疼痛。开始疼痛经按揉及热敷好转,约10～20分钟又疼痛,性质同前,伴有呕吐,呕吐物为所进饮食。以腹痛待查入院。入院后给补液、解痉、止呕吐治疗 3 天,腹痛仍未能控制,邀余会诊。刻诊:患儿面色萎黄,神志清楚,痛苦面容,瞳孔等大,对光反应灵敏。口唇干燥,项软,胸痛对称,双肺呼吸音清晰,心率88 次/分,律正,可闻及 SM 柔和吹风样杂音 1$^+$级,不传导。腹软,肝剑下 0.5 cm,质软,触痛(–),脾不大。脐右侧下腹部可触及腊肠样可动性包块 2 个,分别约2 cm×1.5 cm、1.5 cm×1.5 cm,压痛(±),肠鸣音亢进,可闻及气过水声。X 线平片示:小肠中、下 1/3 处,可见两个液平面,呈波浪状。大便常规:低倍镜可见 2～3 个蛔虫卵。查血白细胞6.7×10^9/L,中性55%,嗜酸性粒细胞5%。舌质淡红,苔薄白,脉弦细。诊断:①肠蛔虫症;②蛔虫性肠梗阻。治疗措施:立即给予补2:1液1 500毫升加维生素C 3.0 g,阿托品0.5 mg,苯巴比妥钠0.1 g分别肌注。香油榨川椒80毫升口服。

香油榨川椒液做法:取香油150毫升放入锅内烧开,加入川椒100 g,用竹筷缓慢搅拌,待川椒皮呈现焦脆未见黑色为度(不能炭化),并有很浓的焦油味出现后离火,过滤弃出川椒皮渣即成。每次口服50~80毫升,若3小时无效再按上法服药一次。

蛔虫的特性得辛则伏,得酸则静。川椒性味辛、温,具有温中散寒、燥湿杀虫、行气止痛之功能。实验观察川椒对体外蛔虫体有显著麻痹作用,使蛔虫卵失去活动能力。

应用本法自1975年~2010年治疗蛔虫性肠梗阻16例,全部治愈,没有转院或手术治疗,具有简、便、易、省特点。

体会:蛔虫性肠梗阻的治疗,随着中西医结合疗法日益深入人心,逐渐被广大医务工作者和患者所接受,有了进一步推广的空间和可能,所以本病若能及时正确地诊断,采用合理的治疗措施,会取得更可靠的疗效。

此病若误诊误治,可引起急性胆管炎、胆囊炎、急性出血性坏死性胰腺炎、胆道蛔虫、肝脓肿及阑尾穿孔等一系列严重并发症。因为蛔虫有善于钻孔的习性,所以有钻入脑、脊椎管、鼻、肾、膀胱、前列腺、子宫、阴道等处,给患者造成极大痛苦。

为了坚决阻绝和消灭蛔虫病,必须认真贯彻以"预防为主"的正确方针,力争做到:一、改变不良的卫生习惯,认真做到饭前饭后洗手,少吃生菜或未洗干净的生菜。二、对卫生条件较差的地区实行普查普治,在学校、幼儿园定期服用阿苯达唑片。三、加强粪便管理,对人畜粪便进行无害化处理。

第三节　木耳散治愈术口难愈合

邱某某,女,24岁,昌邑县丈岭公社周家庄农民。1975年1月5日初诊。

右臀部红、肿、热痛5天入院。入院前7天,臀部肌肉注射某种药物(药名不详)。2天后,注射部位红肿热痛,发烧至39.5℃入院。入院后肌注青霉素80万U,链霉素0.5 g,日两次,3天体温正常,臀部红、肿、热、痛好转,按之有波动感,在局麻下行脓肿切开引流术,流白色脓液约150毫升。术后每日油纱条换药一次,继续应用原抗生素及维生素,配合高蛋白、高热量饮食,3个月术口不愈合。青岛某医院医疗队的外科医生给予病灶切除术,术后7天拆线,术口完全裂开,深约1 cm,直径约12 cm,色鲜红,流少量血性分泌物。邀余会诊:患者精神萎靡,面色苍白,疲乏无力,少气懒言,舌质淡红,苔薄白,脉沉细弱。证属气血虚弱,肌肉不生长。给予木耳散合补中益气汤加味。

木耳100 g(焙干研末),白砂糖100 g,共为细末,外敷术口,日一次,一次约用20 g,外用纱布覆盖。同时服用补中益气汤加味:炙黄芪50 g,白术15 g,人参6 g,陈皮15 g,升麻5 g,柴胡10 g,当归15 g,金银花15 g(后入),蒲公英15 g。水煎服,日一剂,每剂药煎取药液750毫升,分三次,饭前半小时热服。用上药一周,术口生长良好,1天向内生长约1cm,术后7天全部愈合,共住院99天,痊愈出院。

体会:经曰"久卧伤气",患者长期卧床,气血皆虚,复因手术气血更虚。本案例用木耳散、补中益气汤,补中益气健脾生肌,疗效可靠。木耳散是清代医学大家王清任《医林改错》中的名方之一,书中曰:"木耳散治溃烂诸疮,效不可言,不可轻视此方。木耳一两(焙干研末),白砂糖一两(和匀),以温水浸如糊,敷之,缚之。"方中木耳味甘性平,益气养营;白砂糖味甘性平,益气和中健脾。经现代研究,木耳白糖散有以下作用:一是改变溃烂面的酸碱度,不利于细菌的生长繁殖。二是白砂糖是蔗糖能分解成葡萄糖,直接被组织吸收利用,有利于细胞组织的正常生长。三、有高渗作用,能吸收组织内外不正常的组织液,促进组织健康发育。

配合补中益气汤,方中以黄芪益气为君;人参、甘草补中为臣;当归补血活血为佐,再配伍其他诸药,补中益气,调补脾胃;金银花、蒲公英清热解毒。以上两法共同合用,起到补中益气、健脾生肌作用,加快术口的愈合。

1978年10月份遇一例胃大部切除术,术口感染2个月不愈合,应用上述疗法,7天痊愈。

本疗法对烧伤、烫伤、褥疮、慢性溃疡皆有良好疗效。正如王清任所言:"不可轻视此方。"我们在临床工作中,特别是外科、妇科、骨科等有关做手术的科室,遇到术口感染可以一试。

第四节　胃穿孔治验

例一:刘某某,男,16岁,昌邑县丈岭公社丈岭街。1984年5月8日就诊。

突然上腹部持续性刀割样疼痛4小时。凌晨约4时许在睡中骤然剑突下剧烈疼痛,约半小时后遍及全腹,并向后背部放射,急症入院。经过初步检查考虑:胃穿孔。余因故路过病房,值班医生及家属一同请求会诊、协治。刻诊:血压 98/75 mmHg,急性病容,面色苍白,四肢冰凉,全身冷汗,恶心,呕吐,全腹木板样硬,压痛(+),反跳痛(+),心率86次/分,律正,双肺(-)。X线平片:膈下有新月形游离气体。血检白细胞 $12.8 \times 10^9/L$,中性85%,嗜酸性粒细胞2%,血清淀粉酶(-)。尿检(-)。舌质红,苔薄黄,脉弦滑。诊断:胃穿孔。反复建议家属立即转上级医院手术治疗,但家属列举多种原因坚持就地治疗。经会诊确定中西医综合治疗方案如下。

西医治疗方案:①特级护理,严密观察病情。②禁食、水,持续胃肠减压。③抗感染:青霉素80万U,日两次,链霉素0.5 g,日两次,肌注。④对症治疗:鲁米那钠0.1 g,阿托品0.5 mg,肌注。⑤维持疗法:每日补2:1液2 500毫升加碱化液。

中医疗法:①针灸:中脘泻法,内关补法,足三里(双)补法,太冲(双)泻法,日两次。每次留针4小时,5分钟行针一次。②中药。方用大柴胡汤合失笑散加减。大黄15 g,枳实15 g,厚朴15 g,柴胡15 g,赤芍30 g,生蒲黄15 g,五灵脂15 g。水煎服,日一剂,分两次服,待排便排气后应用。

中医学认为:本病属胃痛、呕吐、腹痛、腹胀范畴。病因郁怒伤肝,肝木横逆,伤及胃土,致气滞血瘀,阳明胃热壅盛,伤及血络。治以疏肝理气,荡涤脏腑。方用大柴胡汤合失笑散加味,再合用针灸。

针灸穴位:中脘(泻法)强刺激、大幅度捻转。在腹正中线上,当脐上四指。足三里(双)补法小幅度捻转。在小腿内侧,当犊鼻下3寸,距胫骨前缘一横指。二穴主治胃痛、呕吐、腹胀。现代医学研究,该穴位能引起唾液淀粉酶含量显著增加。对胃肠蠕动有双向调节作用,能调节老年人高铜与低锌的失调状态,对乙肝表面抗原的转阴率提高,能提高人机体的免疫力等等。唐代药王孙思邈很重视足三里的保健作用,所以能享高龄,就是经常按摩、灸足三里,因此该穴是人体重要的保健穴位之一。中脘、足三里二穴合用,有互相加强、互相补充的协同作用,进一步加强了调理脏腑的功能以及泻浊通腑、扶正祛邪作用,能更好地治疗胃痛、腹胀、呕吐。太冲(泻法)强刺激,大幅度捻转。在足背第1、2距骨结合部凹陷中。主治:清泄肝胆实热、解除郁怒、健胃、止痛。内关(补法)小幅度提插。在腕横纹上2寸、两筋间凹陷中。主治心痛、胃痛、呕吐。配足三里加强提高其疗效。

　　总之,针药相配能更好地发挥中医疗法的作用,扶正祛邪,荡涤脏腑污浊,止痛、消胀,加快恢复胃肠功能,促进穿孔的愈合。

　　5月9日查房:患儿针灸用药后4小时停止呕吐,腹痛好转,早晨8点开始排便排气。立即给予中药内服。

　　5月12日查房:入院第4天,患儿精神好,腹痛已愈,排便排气正常。给予流质饮食,停止输液及中药,针灸改用日一次,留针20分钟。

　　5月15日,入院第7天,腹痛、腹胀、呕吐已愈,痊愈出院。出院后嘱其禁食生冷,进食温热、高营养、易消化食物,注意保持正常心态。

　　2004年春季偶遇患者,述回家后一切正常,未有不舒之感。

　　例二:翟某某,男,54岁,农民工,住昌邑市奎聚街办东店村个体养鸡场。原籍昌邑市石埠人。2003年10月7日就诊。

　　上腹部持续性刀割样疼痛3小时。凌晨5时许突然上腹

部持续性绞痛,阵阵加剧,并向背部放射,伴有恶心、呕吐水样物。追问病史:上腹部空腹有时隐痛,吃生冷及刺激性食物加剧,4年未曾诊治。检查:血压 134/86 mmHg,急性痛苦病容,面色苍白,全腹硬如石板,压痛(+),反跳痛(+),经放射科拍片示(片号 200450526):膈下有可见新月形游离气体,考虑胃穿孔。心电图示:大致正常心电图。血检白细胞 15.7×10^9/L,分类中性84%。血清淀粉酶(-)。建议其立即到上级医院做手术治疗。因患者恐惧手术疼痛,反复恳求保守治疗。

在严密观察下,谨慎采取中西医综合治疗。方法、用药同病例一之中西医综合治疗方案。

10月8日查房所见:患者精神好,腹痛、腹胀、呕吐已愈,能排便排气,心肺(-),腹部压痛(±),反跳痛(±),其余未见明显异常。

10月11日查房:治疗第5天,症状基本痊愈。因其母病重,坚决要求出院。虽然反复解释、挽留,孝子之心难以改变。签字后自动出院。因回原籍,7天之内天天电话追访,询问病情,说身体状况良好,未现腹痛等症状。一年后追访身体状况良好。

体会:胃穿孔是现代医学普通腹部外科常见的急腹症之一,病情凶险,绝大部分医院一见该病就立即手术治疗。以上两例病人能保守治疗痊愈,有以下几种因素。一、两位患者都是空腹穿孔,穿孔后无食物残渣及胃液流入腹腔,避免了感染的诱因。二、疼痛的性质向后背部放射,此种疼痛提示胃后壁穿孔,网膜能较快向穿孔处运动,较快堵塞穿孔而使破处愈合。三、中医药的确切疗效,中药、针灸能立即止痛,调节人体的免疫机制,扶正祛邪,较快较好地恢复人体的生理功能,使穿孔愈合。

第五节　粘连性肠梗阻治疗总结

李某某,男,42 岁,胶济铁路丈岭火车站售票员。1975 年 10 月 4 日就诊。

阵发性腹痛,伴有呕吐 3 天。患者 3 天前因过节喝啤酒 5 瓶,凉拌菜肴,一饱口福。夜间 1 时许脐周绞痛,频繁呕吐食物及黄苦水,急诊入院。入院后诊断为急性胃肠炎、肠梗阻。给予补液、消炎、止呕及持续性胃肠减压等措施,仍腹痛不减。邀余会诊、协治。刻诊:急重痛苦面容,不断呼叫辗转,腹中响声如雷,呕吐酸臭食物,3 天来未见排便排气。听诊可闻及气过水声,X 线腹部平片可见两个液平面。追问病史:2 年前在高密县某医院做阑尾切除术。舌质红,苔薄黄,脉弦滑。诊断为粘连性肠梗阻。证属气滞血瘀,腑气不降,胃气上逆。立即给予活血化瘀,峻下通腑。方用:大承气汤加味。

处方:大黄 20 g,厚朴 30 g,枳实 30 g,桃仁 20 g,红花 20 g,当归尾 30 g,莱菔子 30 g,木耳 30 g,芒硝 20 g,萝卜 1 000 g。

煎法如下:萝卜切成丁,约 0.5 厘米见方,加水 1 500 毫升,煮沸后再用小火煎煮 20 分钟,取汁,去渣。以汁 1 000 毫升,先煎七物,取汁 600 毫升,内大黄,更煎取汁 500 毫升。内芒硝更上微火煎二沸,待温立即服用 1/2 剂,2 小时不效再服余 1/2 剂。

再加用辅助疗法:①颠簸疗法:嘱患者伏卧床上,全身放松,术者双手放于患者下腹部,两手握紧,用力将患者抱起,突然放松摔在床上,如此反复十次左右。②把患者放在十二马力拖拉机上,让其在凹凸不平的道路上疾驰任其颠簸。

用上法加辅助疗法①约 2 小时后,开始矢气,渐渐排出稀硬混合便,腹痛随之痊愈,恢复排便排气,开始 3 天给予温热流质饮食,少食多餐。

第二、三日用上方去芒硝,余药取 1/3 量,再用萝卜汁同样方法煎煮取汁 500 毫升,分三次饭前温服。

临床疗效:自 1975 年 10 月 ~ 2011 年 10 月共治疗本病 24 例,其中男性 18 例,女性 6 例,年龄最小的 16 岁,最大的 75 岁。阑尾炎术后 12 例,胆道病术后 2 例,胃大部切除术后 4 例,妇科病术后 6 例。病人皆以腹胀、腹痛、呕吐、停止排便、排气为主诉。听诊可闻及气过水声及肠鸣音亢进。治愈率91.6%。无效 2 例,均做手术治愈,术后病人情况良好。

体会:粘连性肠梗阻属中医肠结范畴,病因大都因手术后腹部受寒凉之邪,或饮食生冷,或心情抑郁,或害怕疼痛,活动过晚等原因致气滞血瘀,胃肠功能失调,不能维持正常传导功能所致。《素问·灵兰秘典论》曰:"大肠者,传导之官,变化出焉。"就是说大肠主传化糟粕,有"传导"和"变化"的功能。其特点是"泻而不藏","动而不静","降而不升","实而不能满"。总之,通调下降为顺。

方中萝卜(包括心里美、白萝卜、青萝卜)性平、辛、微寒,健胃、消食、顺气、利尿等作用。近代研究具有干扰素诱发剂的有效成分双链核糖核酸,对人的离体食管癌、胃癌、子宫颈癌等癌细胞有显著的抑制作用,所以说萝卜是人类最佳的保健食品之一。用大量的萝卜煎汁,取其健胃、顺气、降气作用,加强该方荡涤藏腑作用,有利通腑、降气之功能。大黄、厚朴、枳实、芒硝重用,取其破结除满、苦寒泄下、荡涤脏腑、软坚散结的峻下之功,桃仁、红花、当归尾活血化瘀,协助大承气荡涤污浊,活血化瘀除满。木耳性味甘、平,具有益气、活血、滑利作用,有利于解除肠结。

为了使手术病例降低粘连性肠梗阻的发病率,建议医生及患者采取以下措施:①术后病人尽量早期活动,减少卧床时间。有人主张术后第一天即可以下床活动,有人主张术后3天下床活动。即使下床走一步也有重要意义,对预防肠粘连的发生就有很大作用。②尽量禁食生冷食物。随着生活水平的提高,各种零食、生冷食物应有尽有。但是《素问·举痛论》曰:"寒则气收",寒凉易使腠理闭合,阳气收敛固密,不利于气血流通,使气滞血滞容易形成梗阻。③经常食用各种萝卜,有利于气机通畅,浊气下降,清气上升,使胃气发挥正常生理功能,减少或避免粘连性梗阻的发生。

第六节　止痛浴裂汤治疗肛裂

姜某某,男,36岁,昌邑市干部。2005年5月30日就诊。

5年前因大便干结,临厕努挣,引起肛门疼痛,并带有少量鲜血。便秘三五日方排便一次,质硬。近五年来反复发作,疼痛难以忍受,呈刀割样。曾去多家医院均诊断为肛裂。给予福松散、乳果糖等均无明显效果。近1个月来疼痛加重,便后疼痛三四个小时,坐卧不宁,甚至产生厌世情绪。建议手术,因怕手术之苦,求助于中医。刻诊:痛苦焦虑病容,站位,述蹲厕则痛如刀绞。舌质红、苔薄黄,脉弦滑。

诊断:肛裂。

治宜:清热解毒,活血祛瘀,生肌。

处方:止痛浴裂汤加味。制乳香15 g,制没药15 g,桃仁15 g,红花15 g,川芎15 g,丝瓜络15 g,艾叶30 g,黄柏20 g,马齿苋20 g,金银花15 g,芒硝30 g,川椒15 g。水煎外洗。

煎法、用法:用大砂锅加水2 000毫升,浸泡30分钟后,先用武火烧开,再用小火煎煮30分钟,煎好后立即用塑料袋套在砂锅上,放在小凳下面,凳上面留一直径约10厘米大小孔,与塑料袋互相连接,封严,热气只能从凳口上冒出,患者蹲坐孔上,用蒸气熏肛门。待温度适宜时再予坐浴洗,每次约30分钟,日两次,不包括便后一次,7天一疗程,一剂中药熏洗3天。局部用药:熏洗结束后,硝酸甘油外用,用硝酸甘油5片压碎加入开塞露数滴,调成糊状外涂肛裂处,日三次。

硝酸甘油为一氧化氮(NO)供体,是防治心绞痛发作的急救药,因为该药能扩张冠状动脉,改善心肌的血氧供应。肛裂应用后可迅速降低肛管压力,增加肛门的血流灌注,改善微循环,促进局部裂口愈合,而不损伤肛门括约肌。患者可以自己操作,方便适用。对肛裂手术后复发的患者同样有良好疗效。青光眼患者禁用。

2005年6月10日二诊:用上法熏洗1天后疼痛明显好转,第7天肛裂愈合80%,已不疼痛。继续应用1周。2006年追访未再复发。

方义分析:制乳没行血散瘀,走窜善行,理气通络,止痛生肌;川芎活血消肿止痛;艾叶、丝瓜络互相配合应用温经活血;黄柏、马齿苋清热解毒;芒硝软坚散结,泻热消肿;川椒温中散寒消肿止痛。

体会:肛裂病属中医学的肛裂范畴。一般认为多由火热肠燥,致大便秘结,排便时暴力扩张,引起肛门破裂。故《医宗金鉴》曰:"肛门围绕折绞破裂者,火燥也。"并且有肛门狭窄或因痔疮或因肛门湿疹并发者,或因感染肛门隐窝感染向肛管及皮下蔓延而成脓肿等等。

疗效观察:自 1999 年 2 月至 2012 年 2 月共治疗本病 18 例,痊愈 17 例,占 94%,好转 1 例,疗效较理想。

第三章 妇 科

第一节 白带异常

张某某,女,23 岁,昌邑市某酒店服务员。1998 年 10 月 7 日初诊。

白带淋漓不断 2 年,量多,质稀如涕,无异味。精神萎靡不振,面色㿠白,四肢疲软无力,嗜睡纳差,语言无力,舌质淡红,苔薄白,脉沉细无力。因是独生子女,娇生惯养,生冷饮食应有尽有,整日超量食用,时时腹泻,日一两次。此病属后天失养,损及脾胃,导致脾阳虚衰,不能运化水湿所致。应治以健脾温阳、疏肝理气之法。方用完带汤加味。

方药组成:人参 5 g,白术 30 g(土炒),苍术 15 g,炙甘草 3 g,陈皮 6 g,车前子 15 g(酒炒,包煎),山药 50 g(炒),柴胡 5 g,黑芥穗 3 g,附子 15 g,肉桂 15 g。用冷水浸泡 1 小时后,煎取浓汁 750 毫升,分三次饭前半小时温服,禁忌生冷。

方义解析:本方重用白术 30 g,山药配用人参、甘草健脾益气;少佐柴胡、荆芥舒肝达郁,升提肝木之气;炒白芍养肝柔肝;配苍术醒脾和胃;加车前子分消水气;附子、肉桂温肾助阳,共奏温化脾湿之功。全方实属肝、脾、肾同治之法,寓补于散之中,寄消于升之内。如兼有腰痛者加杜仲、菟丝子。腹痛者加香附理气止痛。若带下日久者,可加用固涩止带药金樱子、龙骨、牡蛎、芡实等。

患者用上方三剂后,于10月10日复诊:白带已减少三分之一,食欲增加,精神好转,仍有嗜睡、疲乏。上方再加芡实30 g、石菖蒲20 g,再服11剂。前后共服用14剂,病获痊愈,精神如常,食欲增加,工作时精力充沛,已不再疲惫。《傅青主女科》中说:"夫白带乃湿盛火衰,肝郁而气弱,脾土受伤,湿土之气下陷,是以脾精不守,不能化荣血以为经水,反变成白滑之物。"所以应用本方能收到补脾、祛湿、止白带之效。

第二节　产后遍身疼痛

周某某,女,34岁,昌邑市北孟镇农民,2006年10月5日初诊。

主诉:产后周身酸痛2年,双下肢尤甚,痛时行走困难,腰背酸软,夜间疼痛加剧,难以转侧,痛苦异常。两年前生孩子时间正值冬季,北风呼啸,滴水成冰。生孩子2小时后,到院子厕所方便,一阵冷风扑面吹来,立即觉全身寒冷疼痛。翌后反复治疗,始终不能减轻疼痛。请求中医诊治。刻诊:精神不振,面色萎黄,语言乏力,纳食不香,蜷缩畏寒,大便溏稀,小便色清量多,舌质淡红,苔薄白,脉沉细。证属产后气虚,日久及阳,表现为肾阳亏虚,寒邪乘袭,络脉痹阻之候。治以温阳散寒,祛风通络。方用阳和汤加味。

处方:熟地黄30 g,白芥子6 g,鹿角胶15 g(烊化),姜炭3 g,麻黄3 g,肉桂6 g,怀牛膝15 g,当归15 g,甘草6 g,豨莶草30 g,老鹳草30 g。水煎服,日一剂。

患者服7剂后,疼痛未见明显好转,但是自觉身体寒冷好

转。病久痼疾，很难服后即刻见效。古训"效不更方"。又继续
应用7剂后，诸症减轻，再继续应用21剂，疼痛痊愈，活动正常。

体会：阳和汤主证一切阴疽、贴骨疽、流注、鹤膝风等属于
阴寒证者。《内经》曰："诸寒收引，皆属于肾。"本方用治同属
虚寒所致的关节疼痛，屈伸不利证，亦多有较好的疗效。方中
熟地黄大补精血为君；鹿角胶血肉有情之品，能生精补髓，温补
肾阳，祛风散寒为辅；姜炭温中健脾，消阴固阳；肉桂入营血温
通经络；麻黄达卫散寒，协同姜、桂使气血温通；白芥子止痛祛
痰散结，达皮里膜外；甘草调和诸药和而用之，可使阳气振奋，
阴寒自散。此患者为即产产妇，气血大虚，阳气衰微，络脉空
虚，复感受风寒之邪，以致产后遍身疼痛。因为日久气血更虚，
病情更加难以速愈。故投入温补肾阳散寒通滞的阳和汤治之。
方中当归补血养血活血，亦有"血为气之母，气为血之帅"之
意。再加怀牛膝补益肝肾；豨莶草、老鹳草祛风寒湿痹通络脉。
此方补中有通，通中有补，攻补兼施，故能取得较满意的疗效。

第三节　产后乳汁自溢治验

产后乳汁不经婴儿吸吮而自然流出者称为乳汁自溢，亦称
为"漏乳"。该病亦可发生在妊娠时的妇女，称"乳泣"。早在
隋·巢元方所著《诸病源候论》已启示乳汁自溢与精血、津液
盛衰有关。其曰："其经血盛者，则津液有余，故乳汁多而自溢
也。"《妇人良方大全》曰："产后乳汁自出，乃胃气虚，宜服补药
止之。"又云："若怒气乳出，此肝经风热。"认为本病与胃虚、肝
热有关，进而又提出了乳溢与肝气疏泄有关。所以胃气虚则摄
纳无权，肝热则迫乳外溢。《灵枢·经脉篇》曰："胃足阳明之

脉……其直者,从缺盆下乳内廉……是主血所生病者……循
膺、乳、气街……足跗上皆痛。"又曰:"肝足厥阴之脉……属
肝,络胆,上贯膈,布胁肋……"因为足阳明胃经、足厥阴肝经
二脉皆通过乳房,所以胃之气不足,肝之气有余,皆能乳汁自
溢。

一、气血虚弱乳汁自溢案

焦某某,女,28 岁,昌邑县丈岭公社高阳大队。1975 年 10
月 2 日就诊。

乳汁自溢,量少,质清稀 1 个月。1 个月前足月妊娠,自然
分娩,顺产一男婴,生孩子第三天乳汁自溢,乳房柔软,无胀感,
伴有全身疲乏无力。心悸气短,自汗,小便清长。舌质淡红,苔
薄白,脉细弱。

证属:乳汁自溢。气血虚弱,精血不足,不能固摄所致。

治宜:补中益气,大补精血,固摄。

方用:补中益气汤加味。黄芪 50 g,人参 10 g,白术 15 g,
云苓 15 g,五味子 10 g,山药 30 g,芡实 30 g,熟地黄 15 g,当归
15,白芍 15 g,升麻 3 g,柴胡 10 g。水煎服,日一剂,7 剂一疗
程。另加大鲫鱼一条,去内脏杂质,加入适量大葱、精盐,盖砂
锅盖,先用武火煮沸后再文火慢炖 2 小时。吃肉、喝汤。按摩
太冲穴,日一次,每次持续 30 分钟。

10 月 9 日二诊:精神、神疲、自汗明显好转,乳汁较前浓稠
而量多,自溢明显减少。继续应用上方 7 剂。

10 月 16 日三诊:乳汁自溢完全治愈,精神好,体质恢复,
乳汁充足,婴儿想吃就吃,吃多少有多少。

二、肝经郁热乳汁自溢案

黄某某,女,36 岁,昌邑县丈岭公社朱甫村。1978 年 11 月 25 日就诊。

乳汁自溢 20 天。患者 20 天前足月顺产健康女婴。生孩子 3 天后,因家务事暴怒,继之乳房胀、满、硬痛,乳汁如泉水不断流出,湿衣沾被。伴有便秘、便赤、烦躁、失眠,舌质红苔薄黄,脉弦数。

证属:肝经郁热,乳汁自溢。

治宜:舒肝解郁,清热固乳。

方用:逍遥散加味。柴胡 10 g,当归 15 g,云苓 15 g,白术 15 g,甘草 15 g,栀子 15 g,牡丹皮 15 g,郁金 15 g,蒲公英 30 g,生地黄 15 g,生牡蛎 30 g,夏枯草 20 g。水煎服,日一剂,7 天一疗程。

11 月 2 日二诊:乳汁自溢明显减少,乳房胀、满、痛硬明显好转。再配合疏导思想,调节情绪,加用消气穴(太冲)每天按摩 15 ~ 30 分钟。继用上方 5 剂。

11 月 7 日三诊:患者已经心平气和,乳房胀、满、痛已愈,能安然入睡。本案用加味丹栀逍遥散去生姜、薄荷之辛散加入生地黄清热育阴、补血;夏枯草清泄肝经郁热散结;生牡蛎平肝敛乳,使热去结散。太冲穴是足厥阴肝经输(原)穴,位于足背第 1、2 跖骨结合部凹陷中。主要功能是疏肝解郁,清泄肝胆实火,所以对肝经实热引起的乳汁自溢有较好的治疗作用。此穴的疏肝解郁调节人情志的作用不可小觑。坚持经常地按摩此穴,能调节心情,精神愉悦,能起到良好的保健作用。至于案一中用的鲫鱼一定购买最大者,则效佳。

根据前人经验曰:乳房白色部分属胃,乳晕有褐色部分属肝。所以乳头疼痛之病,不论在平时还是哺乳期皆可服之,此方疗效可靠。若需要回乳用生麦芽100 g、炒麦芽100 g、蒲公英50 g,水煎服,日一剂,连用3~5剂,效果不容置疑。

第四节　赤带治验

张某某,女,29岁,教师,昌邑市奎聚街办西台社区,2003年3月16日初诊。

主诉:带下量多,如红粥状,质黏稠,下腹部隐痛1年。

现病史:既往健康,1年前因婚姻失败,情志抑郁,心烦易怒,面色潮红,失眠多梦,胸胁胀满,双乳头疼痛。阴道流红色粥样物,淋漓不断,量多,一天换两次内裤,味腥臭。月经13(3~5/27~30),量中等,色红,无腹痛,无血块,腰痛酸困。经后白带仍如经前。舌质红,边深红,苔薄黄,脉弦数。

辨证分析:七情内伤,郁怒伤肝,郁久化火。脾虚湿困,湿热壅盛,热伤血络,则带下如红粥状,量多,质稠。湿热互结熏蒸于内,则臭秽。舌红边深红、苔黄皆为湿热内盛所致。

治疗原则:清泻肝火,健脾除湿。

方用傅青主清肝止淋汤加味。白芍50 g(醋炒),当归50 g,生地黄15 g(酒炒),阿胶15 g(烊),牡丹皮10 g,黄柏10 g,牛膝10 g,香附3 g(酒炒),大枣15 g,小黑豆50 g,椿白皮15 g。水煎服。

方义分析:当归、白芍、牛膝养血柔肝;生地黄、牡丹皮清泻肝热、活血、凉血、止血;黄柏、椿白皮清利湿热;阿胶补血止血;大枣、小黑豆健脾除湿。综观上方,主要是补肝之血,泻肝之热,佐以健脾利湿之品。因为赤带为病,主要是肝气郁而化火,火气较重,而湿气相对较轻,肝火虽然旺,但是主要肝血衰,无以制火之盛所致。

用上方3剂后,赤带明显减少,失眠、烦躁好转。加以思想疏导,病情渐渐好转。效不更方,再给予原方6剂,赤带腰痛已愈,少有心烦,嘱其服用逍遥丸10天。2006年陪其母亲来诊病,述治后诸症皆除,未见复发,结婚后已怀孕5个月,胎心、胎动正常。

第五节　固冲汤治少女崩漏

《内经》曰:"女子……二七天癸至,太冲脉盛,月事以时下。"月经的产生是脏腑经络气血作用胞宫而产生的。脏腑经脉充足,经络通畅,才能月事以时下,反之月经亦随之发生异常。冲脉为"十二经之海"和"血海",是全身气血运行的要冲。任脉主身之阴,以血为本。肾为先天之本,元气之根。女子发育成熟,肾气渐盛,肾中真阴充盈,因此而天癸至冲任通盛,月经按时来潮。然而脏腑有强弱,禀赋有不足、有余和后天发育的差异,气血亦有不足和有余。女性属阴,以血为本,若由于内因或外因导致阴血不足,冲任不能充盈,肾气不能固摄,形成少女的崩漏,迅速投以益气养阴、补肾固摄的固冲汤。余用此法治疗11例少女崩漏患者,皆投以此方7剂痊愈,无一复发。

方药组成:生黄芪30 g,生白术30 g,煅龙骨30 g,煅牡蛎30 g,山萸肉18 g,生地黄30 g,五倍子30 g,茜草15 g,棕榈炭15 g,三七10 g(冲),紫草30 g,地榆炭30 g。水煎服。

方义解析:黄芪、白术补气培元固摄中气。生地黄、山萸肉、紫草滋阴凉血止血。煅龙骨、煅牡蛎咸涩收敛止血。研究证明,二者含有大量钙盐、钙离子,能促进血液凝固,降低血管的通透性而止血。三七活血止血而不留瘀。棕榈炭、茜草、地榆炭凉血止血治崩漏。五倍子收敛止血。

上药用凉水浸泡30分钟以上,用武火煮沸后改用文火再煎30分钟,把药液倒出。再加入温水,依上法煎30分钟,两次共煎药液750毫升,分三次饭前半小时温服。禁忌生冷辛辣食物。

方歌:芪术龙牡固冲汤,山萸五倍茜棕良,三七紫草生地榆,少女崩漏服之康。

病案举例:相某某,女,16岁,实验中学学生。2005年10月15日初诊。

月经来潮持续流血16天,时多时少,无血块,无腹痛,白带色白不多,时有头晕、疲乏无力,腰膝酸软,二便正常,口唇舌质红,苔薄白,脉弦细,此属肾阴虚冲任不固。遂用上7剂。2005年12月份其母来就诊,经追问,月经一直正常,按月以时下。

第六节　桂枝茯苓丸合血府逐瘀汤治子宫肌瘤案

钟某某,女,36岁,农民,昌邑县北孟镇曹戈庄村,1986年5月6日就诊。

月经色黑有血块,量少2年。月经14(3~5/27~45),量少,有血块色黑,大者如指腹,小者如豆。淋漓不断,伴有腰痛,腹胀下坠,白带色白量不多,无异味。B超示:子宫前位,大小形态未发现异常。子宫右侧可见一大小约25 mm×21 mm低回声,边界清晰;子宫肌层内可见一大约 13 mm × 11 mm 低回声,边界清晰,双附件区未见异常回声。B 超提示:子宫肌瘤。性情急躁易怒,面色红而缺少润泽。两乳房胀痛,月经来潮或赶前或错后。小腹隐痛,月经来潮时加重。诊断为癥瘕(子宫肌瘤)。为肝郁气滞血瘀所致。

治宜:疏肝理气、活血化瘀、消癥瘕。

方用:血府逐瘀汤和桂枝茯苓丸加减。柴胡 15 g,枳壳 15 g,赤芍 15 g,当归尾 15 g,丹参 20 g,桃仁 15 g,红花 15 g,水蛭 10 g(装胶囊),炒山甲 5 g(冲),凌霄花 10 g,川牛膝 15 g,桂枝 10 g,云苓 10 g,牡丹皮 10 g,郁金 30 g,王不留行 30 g。水煎两次,共煎出药汁 750 毫升,分三次饭前温服。15 剂一疗程。

5 月 21 日二诊:患者药后精神好转,小腹胀痛减轻,但月经量明显增多,并且夹有血块。余证同前。继续应用上方 15 剂。煎煮服法同前。

6 月 5 日三诊:自觉药后心情稳定,小腹胀痛进一步好转。舌质红瘀点已除大部分。苔薄白,脉弦细。B 超示:子宫右侧可见 10 mm × 9 mm 低回声,子宫肌层内可见 6 mm × 5 mm 低回声,边缘清晰。双侧附件未见异常。效果良好,子宫肌瘤已衰其大半。上方改水蛭 5 g、柴胡 10 g,去凌霄花。继用上 20 剂。

6 月 25 日四诊:患者心情好,自感诸症明显好转,全身轻松。舌质红瘀点已除。脉弦略滑。B 超示:子宫、附件未见明显异常。

体会:子宫肌瘤属中医学的癥瘕积聚范畴。早在《素问》中就有"癥瘕"、"疝瘕"之称。多因肝气郁结、气血运行不畅。

或因胞脉空虚,或因经行产后,血室正开,风寒邪毒乘虚而入。种种原因导致气滞血瘀,凝而成癥成瘕。

血府逐瘀汤由桃仁四物加枳壳、柴胡等组成。方中郁金、柴胡、赤芍、枳壳疏肝解郁;加水蛭、穿山甲、凌霄花、牛膝、桂枝茯苓丸破血通经消癥瘕。特别是桂枝茯苓丸出自《金匮要略》"妇人妊娠病脉证并治第二十",曰:"妇人宿有癥病,经断未及三月,而得漏下不止,胎动在脐上者,为癥痼害。妊娠六月动者,前三月经水利时,胎也。下血者,后断三月衃也。所以血不止者,其癥不去故也,当下其癥,桂枝茯苓丸主之。"以上所述是论述妊娠宿有癥病的证治。方中桂枝温通血脉,芍药和营行血中之滞,牡丹皮消瘀血,桃仁破血结,云苓健脾渗泄扶正气,祛瘀化癥,更加水蛭、穿山甲、王不留行通经散结,破血逐瘀,消癥瘕。以上诸药合用使气机调达,脏腑功能运行正常,达到阴平阳秘的身体最佳状态,癥瘕可除。

2013年4月中旬,其夫因事来访,述其妻子宫肌瘤至今未复发,对治疗效果满意。

第七节　回阳救逆法成功抢救瘢痕子宫妊娠行人工流产术大出血

陈某某,女,41岁,潍坊市寒亭区双羊镇农民,2013年12月23日就诊。

患者停经61天,头晕、乏力、恶心欲吐、嗜食酸辛饮食10余天。查尿HCG(+),B超示(号VS0435152):子宫增大,于子宫前壁下段可见范围约2.0 cm×1.7 cm低回声区,局部略外凸,于子宫腔下段探及一妊娠囊,囊大小约4.8 cm×4.0 cm。

囊内示探及卵黄囊及胎芽,胎芽长约 1.0 cm,可见原始心管搏动。双侧附件区扫查未见异常回声。意见:早孕。考虑瘢痕子宫妊娠。患者曾在 10 天前服用米索前列醇药物流产,失败。分别在 2003 年、2011 年剖宫产生育二胎。随来门诊请求流产。流产过程中突然阴道大流血约 500～700 毫升,立即给予多巴胺、催产素升压止血,但疗效不明显,急请求中医会诊抢救。症见:患者神志清楚,烦躁、胸闷,四肢冷汗,血压80/40 mmHg,心率 122 次/分,律正、脉细弱数。诊断为失血脱症。急投入四逆汤、生脉散、生化汤加味。

药物组成:人参 20 g(打碎),附子 20 g,麦冬 20 g,五味子20 g,山萸肉 30 g,生龙骨 30 g,生牡蛎 30 g,炙甘草 30 g,干姜30 g,当归 30 g,桃仁 10 g,益母草 30 g,阿胶 15 g(烊化),龟板胶 15 g(烊化),鹿角胶 10 g(烊化),三七 10 g(冲)。水煎服。

煎服法:武火急煎,加入开水 1000 毫升,随煎随服,不分昼夜不停顿服用。

病情变化:服药 40 分钟后,烦躁、胸闷好转,阴道流血减少,血压仍在 80/40 mmHg,心率仍在 122 次/分。服药 2 小时后,患者安然入睡,阴道流血少量,血压 88/55 mmHg。4 小时后血压 102/60 mmHg,已不胸闷、烦躁,冷汗停止。6 小时后血压稳定在 120/70 mmHg 左右,阴道已不流血。严密观察 8 小时,病情稳定,患者坚决拒绝住院,带上中药一剂回家。2 天后电话追访,患者一切正常。

体会:本方由四逆汤、生脉散、生化汤加减而成。其中四逆汤中附子大辛大热,回阳祛寒,配干姜温中散寒,配炙甘草温中补气,共奏回阳救逆之力。如李可老中医所言:"本方可挽垂危之阳,救暴脱之阴。凡内外妇儿各科危重急症,或大吐大泻,或吐衄便血,妇女血崩……导致阴竭阳亡,元气暴脱,心衰休克,生命垂危。"复加生脉散:人参甘、温,益气生津;麦冬甘、寒,清热养阴;五味子酸、温,敛汗止汗。共奏益气敛汗,养阴生津,大温大补回阳救逆。至于山萸肉,李可老中医曰:"张氏盛赞萸肉救脱之功,较参、芪更胜。盖萸肉之性,不独补肝也,凡人身阴阳气血将散者皆能敛之。故山萸肉为救脱第一要药"。生龙骨、生牡蛎固肾摄精、收敛元气;三七活血止血而不留瘀;龟板胶、阿胶、鹿角胶补血止血。现代研究表明,三胶均含有动物胶、蛋白质、氨基酸等,有加速血流中血红蛋白的生成作用,使血流黏稠度增加,血小板增加而起到止血作用;三七水浸液能缩短出、凝血时间,并能使血小板增加而起到止血作用。干姜、当归、桃仁此三味即妇科圣方生化汤,用于产后活血化瘀,恶露不行。临床观察,本方用于产后能加强子宫复原,减少宫缩疼痛。更加当归黄芪即补血汤能补气生血。本方应用四逆汤、生脉散、生化汤加味标本兼治,达到了止血、活血、补气、回阳救逆的目的,起到了能挽救急、危、重症患者的满意疗效。进一步说明了中医药不仅对慢性疑难病疗效卓著,而且对急危重症的抢救也可提供得力措施。所以在临床应大力提倡中西医结合,发掘中医学的宝贵遗产,为人类造福。

第八节　解郁甘露饮治产后缺乳经验

药物组成:当归15 g,白芍15 g,川芎15 g,柴胡15 g,青皮10 g,云苓15 g,桔梗10 g,漏芦10 g,郁李仁15 g,王不留行30 g,穿山甲10 g(研面冲服),萝卜一个(切小块),路路通15 g。水煎服,日一剂,分三次服用。

方歌:解郁甘露饮漏李,四物逍遥去姜地,不留山甲青皮梗,路通萝卜乳能行。

适应证:缺乳(肝郁气滞型)。

临床疗效:共治疗观察 39 例,治愈 32 例,占 82%,有效 5 例,占 12.8%,无效 2 例,占 5%。

典型病例:张某某,女,28 岁,昌邑市围子镇人,2002 年 10 月 5 日就诊。

足月妊娠,自然分娩后 5 天,因家庭琐事抑郁,两乳房胀痛而硬,乳汁不下,胸胁胀满,舌质红,苔薄黄,脉弦滑,烦躁易怒。用上方 3 剂后,乳汁已通,胀、满、痛好转,但乳汁仍偏少。上方再用 3 剂,乳房胀、满、痛痊愈,乳汁充足,婴儿想吃就吃,吃多少有多少。

体会:产后乳汁稀少属常见病、多发病。乳汁是婴幼儿的最佳食品,因为乳汁中含有丰富的脂肪、蛋白及各种抗体,清洁卫生,温度适宜。婴儿的吸吮还能促进产妇子宫的复归,所以能最适合婴幼儿的生长发育需要,对母婴健康皆有硕大的好处。世界卫生组织及国家卫生部反复强调婴儿要母乳喂养,很有道理,并引起全社会的广泛重视。

《灵枢·经脉篇》曰:"胃足阳明之脉……其直者,从缺盆下乳内廉……是主血所生病者。""肝足厥阴之脉……属肝,络胆,上贯膈布胁肋。"乳房白色部分属脾胃;乳晕、乳突部分属肝胆。肝主疏泄,性喜条达。产后情志抑郁,肝失条达,气机不畅,以致经脉涩滞阻碍乳汁运行,因而乳汁不行。方中当归、白芍、川芎补血养血;青皮、柴胡疏肝散结;桔梗、萝卜理气通络;漏芦、王不留行、路路通通理下乳;穿山甲气腥而窜,其走窜之性无微不至,能搜风活络,通经下乳。

脾胃后天之本,统血,摄血。乳汁为血所化,赖气运行,气血来源于水谷精微。若脾胃素弱,生化之源不足,复因分娩失血过多,以致气血亏虚,不能化为乳汁,则乳汁稀少或全无。给予补脾益气养血通乳用补中益气汤加减(黄芪 30 g,党参 30 g,黑芝麻 30 g,当归 20 g,白术 20 g,王不留 20 g,五味子 10 g,麦冬 10 g,升麻 3 g,柴胡 3 g),治疗效果可靠。

若出现胸闷、憋气、乳房肿硬、少腹胀满、恶露不畅,属气滞血瘀,用生化汤加减。方用当归、川芎、桃仁、红花、生山楂、泽兰、益母草各 20 g,炮姜 6 g,炙甘草 6 g,王不留行 30 g,可做到药到乳通。

若出现乳房硬而不痛,乳房有冷感,或身体肥胖,或素日白带色白量多清稀,可使用二陈加减方:苍术 30 g,陈皮 20 g,厚朴 20 g,炙甘草 10 g,半夏 15 g,桂枝 20 g,附子 15 g,白术 15 g,炮姜、王不留行 20 g。药收良效,可使母亲幸福,婴儿营养充足。

总之,产妇缺乳症原因众多,根据中医学的辨证施治基本原理"有者求之,无者求之",疗效可靠。但是应注意及早治疗,治疗越早效果越好,否则影响疗效。

第九节　金水固胎汤治疗习惯性流产

习惯性流产即指自然流产连续发生三次或三次以上者,属妊娠多发病、常见病。中医学称之为坠胎、小产或滑胎。其病因则责之于"气血虚损,不能养胎",或"冲任二经虚损,则胎不成实",或"房劳伤肾,胎气不固"等原因造成的。此病反复发作,给妇女身心健康造成了极大的伤害。自拟金水固胎汤治疗本病 200 例以上,取得了治愈率98%以上的良好疗效。

方药组成:金水(金色泉水之谓,男人晨尿),鹿角胶 10 g (烊化),阿胶 15 g(烊化),山萸肉 18 g,山药 18 g,川续断 15 g,三七 5 g(冲),煅龙骨 20 g,煅牡蛎 20 g,海螵蛸 20 g,菟丝子 20 g,杜仲 15 g,寄生 15 g。

方歌:金水固胎鹿阿胶,龙牡煅用海螵蛸,山萸山药三七断,寿胎丸用健且牢。

方解:金水之用借鉴尼泊尔 2000 年前的古书"金色泉水"。书中详细地介绍了用人尿治疗、预防多种疾病及保健作用。据报道,太平洋沿岸诸国从日本列岛到新加坡有大约 2 000多万人应用尿疗。我国陕西有一个村,全村人饮用自己的尿保健,平均寿命比当地村庄高出五岁。根据现代医学研究,尿中含有四十多种对人体有益的元素和激素,其中有一种褪黑激素是人体生长发育不可缺少的重要物质。

为什么必须用男人晨尿,因为褪黑激素只有在睡眠中才能产生。并且男人晨尿含有雄性激素较多,有利于胚胎的生长发育。

人尿的应用原见于中医学中的《名医别录》。谓其咸、凉,入肺、肝、肾经,功可滋阴降火,止血消瘀。未提及男女之别。本人经验只能用男人晨尿。

应用晨尿时注意以下几点:①必须用男人晨尿。②嘱供尿者晚间少饮水,以口有微渴为准,以免尿的太多、太稀。③须用健康男人晨尿,如果供者服药须停药 3 天后再提供。④一般须饮用四次,首次饮用越早越好,如已怀孕,尽早服用。1 周后再饮用一次,连续饮用三次,至妊娠第 9 个月再饮用一次。

从经验医学的角度,个人认为:男人晨尿应该属阳性,其性味应为甘咸微温,补肝肾,调冲任,大补气血,安胎止血。

固胎汤方中菟丝子、桑寄生、续断、阿胶为寿胎丸,加入鹿角胶补肾益气,固摄冲任安胎。山萸肉养肝肾,山药补脾肾,"精血同源",二药合用补肾固精。三七通利血脉、散瘀止血。煅龙骨、煅牡蛎、海螵蛸咸涩收敛止血。研究证明,二胶含有动物胶、蛋白质、氨基酸等,有加速血液中血红蛋白生成作用。三七水浸液能缩短出凝血时间,并能增加血小板而起止血作用。海螵蛸、龙骨、牡蛎含有钙盐及铁、铅、钾、钠等元素,其中钙离子能促进血液凝固,降低血管壁的渗透性而止血。总之全方补肝肾,调冲任以养血安胎。用于习惯性流产效果极佳,屡用屡验。

加减:气虚者加党参、黄芪;血热者加生地炭、黄芩炭,去鹿角胶;阳虚者加肉桂、炮姜;脾胃虚弱者加砂仁。

病案举例:王某某,女,32 岁,农民,昌邑市奎聚街办东店社区,1999 年 10 月 10 日初诊。

停经 46 天,阴道不规则流血 2 天,妊娠试验阳性。追问病史,已经是第六次怀孕,前五次分别在怀孕 40 天至 4 个月流产。曾先后去潍坊、莱芜、济南等多家医院治疗未果。本次阴道流血量中等色鲜红,淋漓不断,腰痛如裂,心悸、气短、疲乏无力。因为反复流产,心中恐惧。每次流产都很容易,或因轻微活动,或因笑一笑,或因矢气即流产。本次因为起身拿东西,突然阴道流血,少腹、肛门下坠,小便清长、量多,眼圈色黑,口唇舌淡无华,脉弦细尺弱。证属气血虚弱,冲任不固。腰为肾之府,肾虚是根本,所以急用金水固胎汤,补肾健脾,养血止血固冲任。拟方:金水,鹿角胶 10 g(烊),阿胶 15 g(烊),山药18 g,山萸肉 18 g,川续断 15 g,杜仲 15 g,菟丝子 20 g,三七 5 g

（冲），寄生 15 g，煅龙骨 20 g，煅牡蛎 20 g，海螵蛸 20 g。

煎服法：金水凌晨睡醒后立即一次服用。余药用冷水浸泡 30~60 分钟，武火烧开锅后再用文火煎 30 分钟，共煎两次，共煎出药水 750 毫升。混合分三次饭前温服。每天一剂，服用 7 剂后改为两天一剂，14 天后改用三天一剂，一直服至怀孕时间最长的流产时间段再多服 15 天。本患者共服用 55 剂，于 2000 年 8 月 15 日顺产一健康男婴。

第十节　举元止崩汤证治

《医宗金鉴·妇科心法要诀》："妇人经行之后，淋漓不止，名曰经漏；经血忽然大下不止，名为经崩。"崩漏之别主要在于流血多少的差别。大多由于冲任损伤不能固摄所致。根据前人经验及临床实践，用自拟举元止崩汤治疗该病，取得了较好效果。但是亦有沉痛的教训，提请同道们引以为戒。在生育期的年轻女性，不论已婚或未婚，只要月经有超期现象，或用药仍血不止者，应先用试纸排除妊娠流产或宫外孕。因为此种情况，阴道不断流血或有内出血现象，往往容易误诊，造成重大损失。所以必须提高警惕，认认真真对待每一位患者，才能做到诊断正确，万无一失。

药物组成：人参 5 g，生黄芪 15 g，当归 15 g，熟地黄 15 g，鹿角胶 10 g（烊），阿胶 15 g（烊），三七 5 g（冲），龟板胶 10 g（烊化），山萸肉 18 g，山药 30 g，川续断 15 g，煅龙骨 30 g，煅牡蛎 30 g，海螵蛸 30 g。水煎服。

方义解析：冲任损伤是本病发生主要原因。冲为血海，冲脉附于肝。只有肝肾调和，冲任二脉才能正常固摄，精血才能注入胞宫化为月经。冲任失调则可导致月经淋漓不断。方中人参、黄芪培元固中，熟地黄、山药、山萸肉、川续断补脾肾，固摄精气。"精血同源"，补肾固精止血。方中三胶滋养肝肾，固精止崩。三七活血止血而不留瘀。煅龙骨、煅牡蛎、海螵蛸咸涩收敛止血。现代研究证明，三胶均含有动物蛋白质、动物胶等，有加速血液中血红蛋白生成的作用，使血液黏稠度增加及血小板增加而止血。三七水浸液能缩短出凝血时间。海螵蛸、龙骨、牡蛎含有钙盐，钙离子能促进血液凝固，降低血管的渗透性而止血。全方有补有敛，不腻不燥，止崩漏，效果良好。

加减：阴虚者加女贞子、旱莲草；血热者改熟地黄为生地黄，加牡丹皮炭去鹿角胶；血瘀者加大黄、五灵脂；阳虚寒者加炮姜、肉桂，去龟板胶；肾热者加黄柏、蒲公英。止血后月经再次来潮时，再按上述方法服用 2～3 个月经周期。

病案举例：于某某，女，30 岁，昌邑市丈岭镇梁家庄村。2008 年 11 月 22 日初诊。

月经淋漓不断 15 天，14（4～15/8～28）。本次月经来潮在 15 天前，量多，约用四五块卫生巾，色淡红，无血块，无腹痛，白带略多，色略黄，无异味无瘙痒，伴有全身疲乏无力，头晕。追访病史，已经发病三个月经周期。曾去某大医院诊断为功能性子宫出血。给予黄体酮等治疗，略有好转，停药即复发。小腹隐隐作痛。舌质淡红，苔薄微黄，脉弦细。证属肝肾阴虚，冲任不固，兼有湿热。

治则：益阴滋补肝肾，固冲温精止血，佐以清利湿热。

药用：阿胶 15 g（烊），龟板胶 15 g（烊），山萸肉 18 g，川续断 15 g，煅龙骨 30 g，煅牡蛎 30 g，海螵蛸 30 g，三七 10 g（冲），地榆炭 30 g，黄芩炭 15 g，柴胡 15 g，白芍 15 g，黄柏 10 g，白果

20 g,香附 15 g,仙鹤草 20 g,生地黄 15 g。水煎服。

用药一疗程 7 剂。服用 3 剂后,去电话追访,患者述:"此药真好!服用一剂流血减少,第二剂流血停止。"1 个月后月经来潮时自动来取药 7 剂。2012 年 2 月电话追访,身体状况很好,月经正常。

方歌:举元止崩党芪蛸,归地三七与三胶,山萸山药断龙牡,阴虚二至细推敲。

第十一节　苦蛇汤治疗阴道炎

于某某,女,32 岁,已婚,昌邑市奎聚街办东苑小区,2008 年 7 月 15 日就诊。

外阴灼痛、瘙痒 3 年。白带色如黄柏汁,量多,异味大,如烂鱼肠子样腥臭。曾去某医院反复检查,诊断为阴道炎或滴虫样阴道炎,给予甲硝唑、高锰酸钾等药口服或外洗治疗,好转后不久又复发。刻诊:精神抑郁,阴部瘙痒难忍,异味大,白带色黄量多,伴有泡沫,内裤一天二三次换洗仍潮湿不舒。舌质红,苔黄腻,脉弦滑。证属:湿热带下、阴痒、滴虫性阴道炎? 治宜清热燥湿、杀虫。方用苦蛇汤外洗每日两次,一次 30 分钟。

药物组成:苦参 50 g,蛇床子 50 g,百部 50 g,地肤子 30 g,土茯苓 50 g,白鲜皮 30 g,黄柏 30 g,白矾 30 g,雄黄 30 g。水煎外洗。

加减:外阴瘙痒重者加槐枝 50 g、川椒 30 g;色黄如胆汁者加龙胆草 30 g、栀子 30 g;疼痛重者加乳香 30 g、没药 30 g;皮肤破溃者加雄黄 15 g、枯矾 15 g、麝香 0.5 g,共为细末,香油调涂,日两次。

煎法、用法:把上药加凉水1 000毫升,浸泡1小时,用大砂锅(直径在27 cm以上)武火煮沸,再用文火煎30分钟后,加入甲硝唑6片,待温度适宜,认真洗阴道内30分钟,早、晚各一次,晚上一次洗完后,甲硝唑2片放入阴道底部。一剂3~4天,每次洗前一定把砂锅内药水烧开5分钟。连续用7天一疗程。

洗6次后,异味明显减轻,白带明显减少,瘙痒明显好转,连续外洗一周,阴部异味消失,白带已愈。2010年8月追访未见复发。

方义分析:苦参清热燥、杀虫、止痒;蛇床子温肾壮阳、杀虫;百部润肺止咳、杀虫;《中药学》(吕广振主编,山东科学技术出版社1988年)说:"含有百部碱、百部次碱、异百部次碱等生物碱。所含生物碱能降低动物呼吸中枢的兴奋性……对虱子、臭虫、蝇蛆、孑孓、蛲虫、阴道滴虫有杀灭作用。对金黄色葡萄球菌、溶血性链球菌、肺炎双球菌、痢疾杆菌、绿脓杆菌、人型结核杆菌及某些皮肤真菌有抑制作用。"地肤子清热利湿、祛风、杀虫;土茯苓清热解毒;白鲜皮清热燥湿、解毒止痒;黄柏清热燥湿、泻火解毒;白矾解毒杀虫、止痒;雄黄解毒、杀虫。以上诸药共奏清热解毒、燥湿、杀虫之功。

方歌:苦蛇地肤百土苓,白鲜黄柏矾圣灵,雄黄甲硝制霉入,滴虫霉菌中西通。

体会:阴道炎属妇科常见病,属中医学的带下、阴痒范畴。本病的产生,巢元方认为其痒由"蚀虫所为";张景岳则认为"多由湿热所化";明张锡三认为:"实者湿热下注;虚者因肝肾阴虚,化燥生风。"其诊断要点为:阴痒伴有大量白带,色黄、气味臭秽等症。现代医学认为:阴道内以阴道杆菌占优势,以及少量的厌氧菌、支原体及念珠菌,这些细菌群形成一种正常的生态平衡。当人体免疫力低下,内分泌激素发生变化,或外来因素如组织损伤等破坏了阴道的生态平衡时,这些常住的菌群会变化致病菌,冲破阴道屏障而引起阴道感染,即阴道炎。此病以中药为主,配合适当的西药,对细菌性阴道炎、滴虫性阴道炎、霉菌性阴道炎取得了较好疗效。

若是滴虫性阴道炎,症状表现除外阴瘙痒外,白带稀薄色黄带有泡沫,若再有其他细菌混合感染,则排出白带呈脓性,可伴有臭味;瘙痒部位主要在阴道口及外阴,或有灼热、疼痛、性交痛等症状。用本方每次外洗时,首次用武火煮沸后,再用文火煮沸 30 分钟,加入甲硝唑 6 片,认真反复冲洗阴道内,每次坐浴 30 分钟,日两次,晚上一次洗后放入阴道深处甲硝唑 2 片。若再洗时药汁须再烧沸 5 分钟,再加入甲硝唑 6 片。一剂中药可反复应用 3～4 天,即 6～8 次。反复应用可节约中药资源及经济开支,而疗效不减。

若是霉菌性阴道炎,除外阴瘙痒外,可见外阴灼痛,症状严重时坐卧不宁,痛苦异常,白带明显增多,呈稠厚的豆腐渣样。若分泌物中查到白色念珠菌即确诊无异。用药煎法用法同上,药片改为制霉菌素,数量用法同上。一般需要治疗 2 周,同时讲好卫生,内裤、床单每天换洗,换下的衣物需要煮沸或在太阳底下暴晒。要注意须与性伴侣同治。

第十二节　女子无性欲案

刘某某,女,32 岁,昌邑市北孟镇,农民。2011 年 5 月 14 日就诊。

无性欲 2 年。自述 24 岁结婚,婚后性生活、月经正常。2 年后生一子,发育正常。2 年前因家务琐事心情郁闷,逐渐无性欲,烦躁易怒,面部潮红,阴道干涩。曾去某医院检查血(月经来潮 2 天),HFSH(卵泡生成素)4.15 MIU/ ml,HLH(黄体生成素)1.85 MIU/ml,PRL(垂体泌乳素)12.02 ng/ ml,E_2(雌二醇)112.00 pg/ml,PROG(孕酮)1.04 ng/ ml,TESTO(睾酮)0.33 ng/ml。诊断为雌激素低下。给予维生素 E、乙底酚等药治疗 2 个月罔效。遂来求治。刻诊:精神抑郁,面色微红,月经量少,色深红,周期 37 天。舌质红赤,苔薄微黄,脉弦细数。

论断:性欲低下(肝经郁热、肾阴虚衰)。

治宜:疏肝清郁热,滋肾补阴。

方用:丹栀逍遥散、左归丸、二至丸加减。

处方:牡丹皮 10 g,当归 15 g,白芍 15 g,柴胡 15 g,甘草10 g,薄荷 10 g(后入),夏枯草 15 g,苍耳子 15 g,旱莲草 15 g,女贞子 15 g,熟地黄 30 g,山药 15 g,枸杞子 15 g,山萸肉 15 g,龟板胶 15 g(烊化),鹿角胶 15 g(烊化),补骨脂 15 g,菟丝子20 g,仙灵脾 15 g,丹参 15 g,香附 15 g,黄柏 15 g。水煎服,日一剂。月经来潮后第 5 天开始,一疗程 13 剂。上药先用凉水浸泡 1 小时,武火煮沸后再用文火煎煮 30 分钟,煮沸 25 分钟时加入薄荷。第二煎如同上法,共煎煮药汁 750 毫升,每次饭前 30 分钟温服 250 毫升,日三次。忌食生冷、辛辣。

6 月 28 日二诊:按医嘱服用 13 剂后诸症明显好转,继用上方 13 剂一疗程。

7 月 30 日三诊:服上药后,心情舒畅,面部已不潮红,烦躁已愈,月经、白带正常,性欲正常。

方义分析:本方以当归养血活血;白芍敛阴柔肝;药甘归芍

相配养血柔肝,增强了滋阴养血柔肝缓急之功。正如《内经》所言:肝苦急,急食酸以缓之,以酸泻之。夏枯草养肝血,除肝风;柴胡疏肝解郁;薄荷调肝开郁;菊花平肝祛风;苍耳子疏肝宣通;六味地黄丸、二至丸、龟板胶、枸杞子滋补肝肾之阴,即所谓"壮水之主以制阳光";菟丝子、仙灵脾补益肾精;黄柏清泄相火;鹿角胶、补骨脂的应用正如古人所云:欲求阴者阳中求阴之义。应用上药肝郁之气已除,肾水之不足亦补,达到了新的阴阳平衡,"肾者,作强之官,伎巧出焉",作强之技能完全恢复。

按语:此病由于受传统观念的影响,往往难以启齿,这位刘女士能冲破束缚走进医院看医生是勇敢的、大胆的、正确的举动。据这位刘女士讲,同伴中有好几位同样的患者,只知道尽妻子的责任,没有勇气面对现实,社会上此种病发病率并不低,但是看医生者却少之又少。

《健康报》2012 年 10 月 26 日第 4 版发表的"没有性福,哪有幸福?"的文章说:"近些年,随着现代生活节奏的加快,人们对性生活的愉悦度也随之降低。如何提高性生活质量,追求完美'性福'的生活,已成为众多伴侣共同关注的话题。"在我国受多种因素的影响,在"性"方面女性受的压抑更多、更严重,思想受更多的煎熬。然而我们的祖先对"性"的正确认识由来已久。如至圣先师孔子在二千多年前说:"食、色,性也。""食"和"色"是人类的本性,是一切生物的本能,是赖以传递基因、繁衍后代的重要手段。所以人类应该理智地、正确地对待,把一切愚昧无知、陈旧的、不健康的陈规陋俗统统抛到九霄云外,面对现实,面对生活,面对科学,走出家门,走进医院看医生。

第十三节　妊娠失眠重症

姜某某,女,27岁,某市人民医院妇科医生。2008年4月12日初诊。

停经26天,妊娠试验(+),失眠22天,昼夜不能入睡,烦躁易怒,口干、口燥,大便干,小便黄,曾用鲁米那钠、冬眠灵、佳乐定等皆不能入睡。追问病史:患者一年前曾怀孕不能入睡,反复治疗无效,身体极度疲惫,神志错乱,已经随时有危及生命之虞,无奈之下进行了人工流产,流产后失眠痊愈。但是造成了家庭破裂、亲人身亡的惨痛悲剧。对精神刺激极大,记忆力严重受损,不再适宜做医疗工作,极不情愿地做了其他工作。检查所见:消瘦,精神抑郁,两目无神,反应迟缓,皮肤口唇干燥,面色潮红,叹息不断,食欲差,舌质红,边尖赤,苔薄黄,脉弦细数。症属素体阴虚,肾阴亏损,肝气郁滞不得宣泄,肝失条达,气机不畅。气有余便是火,郁火窜扰神明,神机错乱而不能寐。方用丹栀逍遥散加味,以疏理肝气,条达肝木,泻火养血,滋补肝肾。

处方:柴胡15 g,黄芩15 g,杭芍20 g,郁金15 g,香附15 g(醋炒),佛手15 g,牡丹皮15 g,生地黄20 g,栀子15 g,豆豉30 g,白术15 g,薄荷15 g(后入),酸枣仁30 g(炒),远志15 g。水煎服。

常规煎法,煎取药汁750毫升,分三次饭前30分钟温服,忌生冷辛辣。同时加服叶酸片,每次15片,日三次,饭后30分钟服,共用7天。

5月19日复诊:服用汤药7剂及叶酸片后每晚能入睡3个

小时左右,烦躁、易怒、口干明显好转,加入琥珀 6 g(研面冲),珍珠母 30 g,以加强重镇安神之功,再服 7 剂,叶酸片如上法继续应用。上述疗法结束后,诸症皆除,能安然入睡。患者于 2009 年元月 16 日生一健康女婴,体重 3150 g。追访发育良好,智力正常。

叶酸一药,大剂量用于安眠,见于《中国中医药报》,但未能阐明其机制。由于蔬菜吃得不足,育龄妇女体内叶酸水平普遍较低,怀孕后还将随孕期增加而逐步降低,同时由于绿色叶菜里富含的叶酸不稳定,遇光、遇热容易失去活性,除了生吃,一般爆炒、做汤都会导致叶酸大量损失,所以单纯从食物中获取叶酸可能满足不了孕妇需要,应该常规补充叶酸,一般来说是从孕前 3 个月到孕后 3 个月,根据推荐量补充。

复习叶酸片说明书:适应证:①各种原因引起的叶酸缺乏及叶酸缺乏所致的巨幼红细胞贫血;②妊娠期、哺乳期妇女预防给药;③慢性溶血性贫血所致的叶酸缺乏;④减低妊娠反应;⑤可以预防冠心病等慢性心血管病,预防老年痴呆和其他癌症,降低发生率;⑥减少和预防妇女乳腺癌和宫颈癌的发生。

以上说明,未见有安眠的作用。在不良反应项中说:不良反应较少,罕见过敏反应。长期用药可以出现畏食、恶心、腹胀等胃肠症状。大量服用叶酸时,可使尿呈黄色。此法最多应用 2 周,未见不良反应。根据《中国中医药报》的报道,本人大剂量应用叶酸片配合用于失眠症的治疗,确实有较好的疗效,所以在治疗失眠病时短时间应用,疗效可靠,未见毒副作用。

第十四节　肾虚白带证治

巩某某,女,37岁,昌邑市围子镇某村农民。2010年7月10日就诊。

白带量多2年多,淋漓不断,质清稀如水,有时如同小便,厕所一蹲就如同尿液流出。全身疲惫乏力,四肢清冷,面色㿠白,腰部酸痛,时时凉感,大便稀软,日2～3次。舌质淡红而润,苔薄白,脉沉细无力。此乃脾肾两虚之重症。肾阳虚衰,脾虚湿盛,冲任虚损,带脉失去约束之力,脉证俱在。脾肾虚弱之象无疑。因去多家医院诊治效果不满意,特求诊于中医。

治则:温补肾阳,健脾化湿止带。

方药举例:《女科切要》内补丸加减。

处方:鹿角胶15 g(烊),菟丝子15 g,白蒺藜15 g,炙黄芪30 g,肉桂15 g,附子15 g,肉苁蓉15 g,桑螵蛸20 g,乌贼骨20 g,金樱子15 g。常规水煎服,7剂。

7月17日二诊:带下明显减少,精神好转,大便较前硬,身体较前有劲,舌质淡红润较前少,苔薄白,脉沉细较前有力。肾阳渐温,脾之运化渐复,水湿之运化功能已恢复。上方加淮山药15 g,芡实15 g,再进7剂。

10月24日三诊:带下已愈,余证皆有明显好转,舌质红,苔薄白,脉缓按之有力。效不更方,原方再用7剂。并用原方再兑7剂量,加工细末,每次12 g,日三次,饭前30分钟淡盐水冲服,继续服用1个月,以巩固疗效。

2011年3月份电话追访:身体已经完全恢复健康,无不适感,已经在2月份到纺织厂上班。

体会:白带之病,有脾虚,有湿热,有肾虚,非一种原因。本案所治疗的带证,虽然临床见之较少,治疗较难,但是只要辨证明确,方药恰当,持之以恒,完全能取得较满意的疗效。本方用鹿角胶、肉苁蓉温补肾阳;菟丝子、白蒺藜补肝肾,固冲任;黄芪、山药、芡实补脾气运化水湿;肉桂、附子补命门真火;桑螵蛸温肾、收涩、固精;乌贼骨、金樱子固涩止带。

白带之物是阴津的一部分,由津液所化,它与肾的温煦、脾的运化有直接的关系。《内经》云:"诸湿肿满,皆属于脾","肾者水脏,主津液"。任脉为阴脉之海,总司一身之阴津。带脉约束诸经之精、血、津液。所以任脉之功能正常,脾气能正常地运化、升举,肾气的温煦、气化正常,形成一个有效运转的生机勃勃的整体。所以白带的正常运化,必须五脏功能的正常,如脾气的健运,肾气的温煦,任脉的固涩,津液才能正常敷布于胞,润泽于阴户,使其津津常润。所以治疗带证的过程就是恢复脾的运化,肾的温煦作用的过程。

方歌:肾虚白带内补丸,鹿菟二蒺桂附在,芪蛸肉苁紫菀茸,妇科切要定称雄。

第十五节　疏肝活血化瘀治输卵管积水不孕

张某某,女,33 岁,昌邑市石埠镇农民,2009 年 2 月 5 日初诊。

婚后 8 年未孕,曾到多家医院求治罔效。1 月 15 日在当地医院行输卵管造影术,诊断为:左侧输卵管不通,右侧输卵管不完全性阻塞,伴有积水约 1 cm × 1.5 cm。末次月经在 2 月 21 日,平时月经滞后 3 ~ 5 天,量中等,有血块,无腹痛,睡眠尚可,二便调,舌质淡红,苔薄白,脉弦略滑。

诊断为:①癥瘕(输卵管积水并不通)。②不孕症。

治以疏肝解郁、活血化瘀。

方用:柴胡疏肝散、五苓散、桂枝茯苓丸加减。柴胡 15 g,枳壳 15 g,桂枝 15 g,云苓 30 g,泽泻 15 g,白术 15 g,猪苓 15 g,丹参 30 g,益母草 30 g,路路通 15 g,红藤 30 g,皂刺 20 g,炮山甲 10 g(冲),淫羊藿 15 g,菟丝子 20 g,桑寄生 30 g。

用法:先用冷水浸泡 30 ~ 60 分钟,用武火煮沸后,再用文火煎 45 分钟,盖好砂锅盖,取汁 750 毫升,分三次饭前 30 分钟温服。忌食海鲜、烤货、辛辣、生冷。

3 月 15 日二诊:服上药 35 剂后,诸症平妥,全身有轻松感,余症同前。原方加薏苡仁 30 g、半夏 15 g、陈皮 15 g,再服用 14 剂。

3 月 27 日三诊:B 超示输卵管积水已经消除。月经来潮第二天,有血块,大者如指顶,小者如粟粒。原方加牡丹皮 15 g、桃仁 15 g、赤芍 30 g,继续应用 15 剂。

2010 年 8 月电话追访:4 月份月经来潮已无血块,5 月份月经未再来潮,查 HCG(+)。于 2011 年 3 月份顺产一男婴,重 3.6 kg,母子健康。

体会:输卵管积水、输卵管不通属中医学癥瘕积聚范畴,早在《素问》中即有论述。本病多责于肝气郁结、气滞血瘀或不良性生活以及其他外邪入侵的因素所致。《灵枢·水胀篇》曰:"石瘕生于胞中,寒气客于门户,子门闭塞,气不得通,恶血当泻不泻,衃血流止,日以益大……"至明张景岳对本病又有了进一步的认识,认为本病因寒邪所伤,七情郁结,气滞血瘀,或忧思伤脾,气血不运或积劳积弱,气无力以行血,或余血未净而有所逆则留而成瘕。所以用柴胡、枳壳之辈疏肝理气;用五苓散健脾祛湿、化气利水以攻逐输卵管之积水;以桂枝茯苓丸加丹参、益母草、路路通之属活血化瘀,消癥破瘕;皂刺、穿山甲活血通络;久病不愈必及五脏,脏气内伤运化功能失调,易形成痰湿瘀血,阻于冲任、胞宫,加淫羊藿、桑寄生、菟丝子滋补肝肾以扶正气。二诊中加入薏苡仁、半夏、陈皮,健脾理气和胃,增强后天之本。再加牡丹皮、桃仁,重用赤芍,增强活血化瘀之力。诸药共用标本兼治,水消,瘀祛,管通,自然水到渠成,顺利怀孕。

第十六节 疏肝滋肾法治疗性交神昏口紧案

杨某某,女,28 岁,昌邑市丈岭镇农民,2001 年 8 月 12 日就诊。

患性交后口紧,颈部僵硬,神昏 3 年。结婚 4 年,初始性生活正常,1 年后因家庭不和,心情抑郁,性生活伊始神志迷糊,口紧唇麻,颈部僵硬,阴部胀满,继之头晕目眩,四肢软弱,全身疲乏无力,精神萎靡不振。曾反复到多家医院求治,诊断为神经官能症、心脾两虚等病。给予谷维素、维生素 B 族、人参归脾丸、补肾健脑丸等治疗罔效。求治三载,日渐加重。刻诊:面色萎黄,精神欠佳,月经量少、色红,无腹痛、无血块,白带不多,略黄,无异味,舌质红,苔薄白,脉弦细尺弱。

诊断:性交神昏口紧症。

证属:肝气郁结、肾阴亏虚。

治以疏肝滋肾。药用:当归 15 g,杭芍 15 g,炙甘草 15 g,柴胡 15 g,薄荷 20 g(后入),苍耳子 15 g,龟板胶 15 g(烊化),

女贞子 15 g,旱莲草 15 g,夏枯草 15 g,山萸肉 18 g,远志 20 g。水煎服。

用法:加凉开水 1 200 毫升,浸泡 1 小时,武火煎开锅后,再用文火煎 1 小时,取药汁 700 毫升,分三次饭前半小时温服。忌食生冷、辛辣。7 剂一疗程。

8 月 18 日二诊:上药一疗程 7 剂药尽,诸症大有好转,尺脉和缓,嘱其再用原方 7 剂,巩固疗效。每日洗脚后,按摩消气穴(即太冲)30 分钟。

临床体会:此病实属罕见病例,反复查阅有关文献,报道者甚少。但是报道少不等于发病少,多因受到社会不良习惯势力的影响,在众多人"谈性色变"的年代,往往难于启齿。随着社会的进步,人们文化水平的提高,文明程度的不断进步,对性的认识有了进一步的改善。"如美国著名社会心理学家马斯洛的需要层次论,性和水、食物一样,处在人类需要层次的金字塔底部,是最强烈的不可避免的最底层需要"。《健康报》也曾刊文指出:"建立男科健康日的目的,就是关注男性,造福家庭"。所以有关性的问题都是大问题,应该认真克服陋习旧俗。

《灵枢·经脉篇》曰:"肝足厥阴之脉……循股阴,入毛中,过阴器……连目系……环唇内。"因肝足厥阴之脉循经此处,所以该证治多从肝论治。用当归活血补血;白芍敛阴柔肝;芍药甘草相配,酸甘化阴,加强滋阴养血柔肝缓急之功。正符合《内经》所云:肝苦急,急食甘以缓之;柴胡疏肝解郁;薄荷开郁调肝,两药相得益彰,增强了疏肝解郁之功;夏枯草疏肝风,养肝血;苍耳子辛、温,入肝经,祛风湿、通鼻窍,能祛风通达。《灵枢·经脉篇》又云:"肾少阴之脉……上股内后廉,贯脊,属肾"。《素问·上古天真论》亦曰:"女子七岁,肾气盛,齿更发长;二七天癸至,任脉通,太冲脉盛,月事以时下,故有子"。冲为血海,任主胞宫,冲脉与肝脉相连,肝郁阴虚。龟板胶、女贞子、旱莲草、熟地黄、山萸肉滋阴益肾养肝,治疗肝肾阴虚所致之头昏目眩;远志一味最为重要,用其宁心安神、祛痰开窍。远志乃心肾两经之药,肾者先天之本,寄相火而寓真阴。《本草备要》云:"远志能通肾气,上达于心"。所以在临床上若遇到性交口紧、阴部憋闷、抽搐或昏厥之类怪病皆可辨证投入。若伴有性交时四肢酸软无力、神志迷糊加柏子仁、琥珀之类;若性交时五心瘙痒者加地肤子;若阴部疼痛者加山萸肉;若心烦、躁动者加栀子、豆豉;若两腿抽筋难忍者加杭芍、甘草、木瓜、牛膝、丝瓜络。

总之,治疗该病谨守病机,虽然方药有异,但是总不离从肝论治,必然有较好的疗效。

第十七节　输卵管损坏性不孕

韩某某,女,26岁,昌邑市北孟镇朱家村,农民。2003年2月15日就诊。

结婚3年,怀孕2次,宫外孕2次。追问病史:患者3年前结婚,婚后3个月怀孕,怀孕后第三个月零十二天,突然右下腹剧烈疼痛,呈持续性,伴有冷汗,四肢发凉,阴道少量流血。约2小时后全下腹部剧烈疼痛。急诊入潍坊市某大医院,诊断为右侧输卵管宫外孕。立即手术抢救,输血1 500毫升,住院10天痊愈出院。一年零一个月后,又在怀孕四个月零十二天时,突然左下腹持续性疼痛,其他症状同上次基本相似,又急诊入原医院就诊。诊断为左侧输卵管宫外孕。经手术抢救住院9

天痊愈。医院有关医生说：双侧输卵管已经损坏，做母亲的机会已经非常渺茫。本人及家庭深深陷入痛苦、失望、无助状态。经人介绍来诊。患者精神抑郁，面色少华，月经周期15(4～5/27～30)，量中等，色红，有血块大如指顶，下腹部可见手术瘢痕约4 mm，拒按，无反跳痛。白带色黄量多，无异味。曾去某医院妇科，诊断为盆腔炎。舌质红，有瘀点，舌苔薄黄微腻，脉弦滑。诊断输卵管损伤性不孕，属气滞血瘀兼有湿热型。《内经》曰："急则治其标，缓则治其本。"故先治以祛湿热毒邪，再治以理气活血化瘀通管。

祛湿热毒邪之法：余在《山东中医杂志》2009年第1期曾发表论文："易黄汤加味治疗慢性盆腔炎105例"。本病用此方治疗疗效可靠，屡屡取得满意疗效。若遇到适应证可以放心地一试。

药物组成：山药50 g(炒)，芡实50 g，黄柏15 g(盐炒)，车前子15 g(包煎)，白果20 g，蒲公英30 g，鱼腥草50 g，半边莲15 g，萹蓄15 g，延胡索15 g，苍术15 g，白术20 g(麸炒)，茵陈15 g，益母草15 g，艾叶15 g，当归15 g，薏苡仁15 g。

将上药先用冷水浸泡1小时以上，用武火煮沸后改用文火煎30分钟，共煎两次，煎出药液500毫升，混合，早晚两次热服。药渣趁热用薄布包好热敷下腹部，日两次，每次30分钟，下次再用放在锅中蒸热。同时用甲硝唑6片研面散布于下腹部皮肤表面。注意避免烫伤。为了保证热敷的温度，可以在药渣表面放一个电热袋，不断加温，使药渣保持在适宜温度。气滞型加柴胡、郁金。湿热重者重用茵陈、蒲公英、鱼腥草、半边莲。寒湿重者加干姜、肉桂。一般一个疗程7天可愈。必须认真严格按照上法应用，才能取得事半功倍的疗效。本例应用上方 7 剂后,下腹部拒按压痛已愈,湿热毒邪已祛。再治亦活血化瘀,通输卵管。

方药选用清朝名医王清任《医林改错》中的少腹逐瘀汤合失笑散加味,组成如下:川芎15 g,当归15 g,制没药15 g,蒲黄15 g,五灵脂15 g,干姜15 g,肉桂10 g,小茴香10 g,赤芍30 g,三棱15 g,莪术15 g,云苓30 g,桃仁20 g,牡丹皮15 g,皂刺30 g,路路通15 g,穿山甲10 g(冲),王不留行30 g,刘寄奴15 g,水蛭6 g(胶囊),黄酒250毫升,水煎服。

煎服法:先用冷水浸泡1小时,武火煮沸后再用文火煎30分钟,加入黄酒,再煮沸30分钟,把药汁倒出,再加入适量温水煮沸后,再用上法煎30分钟,两次共煎药液750毫升,混合后分三次饭前30分钟热服。用黄酒煮法最重要,煎的时间过长,酒的成分挥发掉,有碍疗效,若时间过短,酒力不能有效浸入药内,亦有碍药物疗效。

根据临床经验,大队的活血化瘀通管药中,穿山甲与路路通的应用最应重视,穿山甲有搜风活络,通经下乳功效,常用于治疗癥瘕痞块。《医学衷中参西录》曰:"气腥而窜,其走窜之性,无微不至,故能宣通脏腑,贯彻经络,透达关窍,凡血凝血聚为病,皆能开之。癥瘕积聚,周身麻痹……皆可加穿山甲。"路路通能通十二经,有祛风通络、利水除湿之功。二药相配共起祛风通络、宣通脏腑、祛瘀血、除积聚之功,有疗疳、消痈疽、通经络、疏通输卵管的功效。再配桂枝茯苓丸、失笑散活血化瘀,消癥积痞块以通输卵管。再配合外用药(红膏):以川椒20 g,五加皮50 g,白芷50 g,肉桂50 g,川芎50 g,元胡50 g的比例配药,过120目筛,用蜂蜜调成较硬膏状,外敷下腹部左、右输卵管在体表的相应部位,每个部位用药60 g,紧密贴于皮肤,外用塑料布外敷,周边用胶布固定,2天半换药一次。每疗程换药三次。该药易于穿透皮肤,与上药共奏活血化瘀、消肿通管,有改善损伤组织的血液循环,促进损伤组织的修复作用。在外敷药膏时,药膏的厚度不能小于1.5 mm,一般在3 mm左右,否则影响疗效。药膏外用时间较长者,个别人局部可出现皮肤发红瘙痒、丘疹等过敏现象,但是停药后不久即可消失。同时本外敷疗法可应用于外伤引起的各种疼痛,20分钟左右可止痛,疗效很好。对髌骨软化症、跟痛症、网球肘、腰肌劳损等有良好疗效。对骨折外用能明显缩短骨折时间。应用举隅在本文最后病例中。

本病例用上法2个疗程,共服中药14剂,外敷药6次。奇迹出现在我们面前。4月25日月经应来潮时未见来潮,又15天后出现恶心、呕吐、择食。用大卫早早孕(HCG)检测试纸(+)。第52天上某医院B超示:妊娠子宫,约4.2mm×3.0 cm妊娠囊回声,囊内示点状胎芽回声,可见原始心管搏动。全家欢天喜地,奔走相告。于2004年2月12日顺产一健康女婴,体重3 660 g。五年后又生一健康男婴。

用上述同样方法,治疗昌邑市都昌街办居民孙女士宫外孕术后三年,于2008年11月份顺产一健康女婴。

建议与体会:上述方法治疗机械性输卵管损伤引起的不孕症疗效确切。但病例只2例,显得较少,需进一步积累病例予以验证。更可惜未能进行剖宫产,若能进一步检查输卵管修复的程度,更有现实意义。所以建议有关部门本着对患者认真负责的精神,进行系统的科学研究,进一步确定疗效,不断总结经验予以推广。

若遇到输卵管不通引起的不孕,及其他外伤引起的疼痛,如网球肘、肌腱损伤,此方法疗效确切。余用此法共治疗 156 例,治愈率达 97%。

部分病例介绍如下。

例一:吴某某,男,49 岁,奎聚街办东店社区,干部。1999 年 10 月就诊。

右肘关节疼痛 10 年余,屈伸活动加重,到多家医院皆诊断为网球肘。用封闭、外敷药等方法效果不满意。用红膏外敷每天两次,三天而愈。2005 年追访未复发。

例二:闫某某,昌邑市财政局干部,其妹之子 5 岁,2000 年 4 月 23 日下午玩耍时被自行车砸伤右胫骨,疼痛难忍,从砸伤至第二天上午一起哭叫,口喊疼痛。检查伤处皮肤完好,胫骨中上 1/3 处肿胀,压痛(+),远端叩击痛(+),考虑骨折。X 线片报告:右胫骨中上 1/3 处不完全性骨折,对位对线良好。立即给贴上红膏,用硬纸壳固定,20 分钟后患儿安然入睡。20 天拍片骨折完全愈合,对位对线良好,功能正常。

例三:张某,女,29 岁,昌邑市饮马镇某美容店老板。2008 年 3 月就诊。右乳房 12 点上部疼痛 3 年,多家医院按乳腺增生治疗,无明显效果。认真检查乳房内平软、无结节发现。究其原因,因行业原因反复抬举上臂,拉伤胸大肌,用红膏外敷每日两次,6 天痊愈。2012 年 3 月因陪其朋友来诊病,追问其痛处,高兴地说:"这个药真好,再没有痛。"

例四:韩某某,女,36 岁,昌邑市北孟镇魏马村,农民。2005 年 5 月就诊。

患者 1995 年春天做子宫全切手术,腰麻后进针处一直疼痛。用很多办法治疗总是不见效果。诊断为肌纤维损伤。红膏外敷三天痊愈。

例五:李某某,男,68 岁,农业局离休干部,1998 年 3 月份被汽车撞伤右股关节,肿胀疼痛难忍,不能行走。其子买了四百元钱药给予治疗,仍然疼痛如初。邀余诊治,外敷红膏后,约吸一支烟时间,惊呼:"不痛了!"一天后,活动自如。

例六:姜某某,男,42 岁,昌邑市双台乡人,农民工,住东店社区。2003 年 5 月就诊。

患者一进诊室,惊呼:"胸痛,痛死了,患心肌梗死了,快救命!"仔细诊查:胸部持续性钝痛 6 天,无压榨性、无胸闷、憋气、无冷汗。嘱其立即做心电图。心电图报告:大致正常心电图。诊断为胸大肌损伤。当时患者否认外伤史,但是服从治疗,敷药后一天,疼痛即痊愈。回忆说:6 天前有一台 12 马力拖拉机好多人发动不起来,自告奋勇鼓足了劲一下子就发动起来,之后胸部疼痛,致病原因自然清楚了。

第十八节　中药熏洗法治阴道炎所致不孕症

冯某某,女,33 岁,昌邑市围子街道仓街村,姚某之妻。2013 年 3 月 3 日就诊。

取环 8 年未孕。结婚 12 年,婚后 1 年生一健康女婴。月经 14(6～7/24～27),量中等,色深红,有少量血块,无腹痛,但腹胀,腰骶部隐痛。平时下腹部持续性疼痛,左下腹较重。白带色黄量多,腥臭味大,阴户钝痛、瘙痒。B 超示盆腔少量积液。曾去潍坊、济南多家医院诊断为继发性不孕。考虑宫颈糜烂、阴道炎、盆腔炎、输卵管不通所致。伴有烦躁易怒,面色潮红,性欲一般。检查下腹部压痛,右、中侧(＋),左侧(＋＋),舌质红,苔薄黄,脉弦数。

辨证:继发不孕,湿热毒邪壅盛所致。

治宜:清热解毒、燥湿止痒、活络化瘀。

外用熏洗法。处方:苦参30 g,五倍子30 g,百部30 g,明矾30 g,山豆根30 g,蛇床子30 g,川椒20 g,雄黄20 g,硼砂15 g,生大黄20 g,白鲜皮20 g。

煎法、用法:将药液倒入大砂锅,加入冷水约2 000毫升,武火煮沸后再用文火煎30分钟,趁热熏洗外阴,待药液温度适宜时,用纱布一块缠于手指上,蘸药液洗阴道内,每日洗两次,每次洗30分钟,一剂药洗三天。每次洗前需要把药汁再烧开5分钟左右。治疗期间忌食辛辣生冷食物。同时内服易黄汤加味。药物组成:山药50 g,芡实50 g,黄柏15 g,白果15 g(带皮),车前子15 g(包煎),蒲公英30 g,鱼腥草30 g,半枝莲15 g,萹蓄15 g,元胡15 g,白术15 g,苍术15 g,茵陈15 g,益母草15 g,艾叶12 g,当归15 g,薏苡仁20 g。再加皂刺30 g、王不留行30 g、女贞子15 g、旱莲草15 g、三棱15 g。水煎服,日1剂,共9剂。

3月30日二诊:下腹部疼痛、白带色黄量多异味已经痊愈。月经已超期8天,舌质红润、苔薄白、脉弦滑如盘中走珠,属妊娠脉象。用"人绒毛膜促性腺激素(HCG)"检测:(+)。B超示:宫内可见胎芽搏动。确定已经妊娠。

体会:目前全国不孕症发病率很高,约占育龄妇女的10%左右。中央电视台在2011年《健康之路》栏目中说:"医院这边流产的塞破门,那边治不孕症的塞破门。"本案所治疗的不孕症,系因阴道炎所致,属中医学的湿热毒邪下注,影响冲任失调,经脉瘀阻而不孕。现代医学认为,炎症能引起机体对精子抗原的免疫反应,产生抗精子抗体或其他抗体,或大量的白细胞消耗精液中存在的能量物质,降低精子活力,缩短其生存时间而影响受孕。

第十九节　滋阴种子汤治疗
人工流产致不孕症

　　根据有关资料报道,我国的人工流产手术有逐年增加的趋势,仅在2010年就做该手术1 000多万例。中央电视台《健康之路》说,人工流产导致的不孕症占手术的2%。按全国流产数字计算,不孕症患者相当多。不孕症给部分育龄妇女的身心健康造成了较大的伤害。

　　本文所涉及的人工流产致不孕症主要是指人工流产所造成的内分泌失调所致的不孕症,其他因素所造成的不孕症,例如盆腔炎、输卵管阻塞所致的不孕症等,本文亦有所涉猎,积有点滴经验,亦做扼要的介绍,如例二。

　　人工流产手术为什么会造成不孕症?现代医学认为系下丘脑—垂体—卵巢轴功能紊乱所致。

　　中医学认为,卵巢早衰的发病机理为肾虚,尤以肾阴虚为主,肾阴不足精亏不能化血,水不涵木,导致水亏肝旺,肝肾阴虚,肝失滋养。清朝一代名医傅青主在《傅青主女科》说:"经水出诸肾"。

　　拙见认为,大多数人工流产的妇女,在人工流产前后反复思虑,常常考虑的很多,考虑到自己的身心健康,考虑到一条生命即将结束,如此等等,"久思伤脾",脾土既亏,不能生肺金,肺金既亏,无以生肾水,水不涵木,致肝肾阴虚。《素问·阴阳应象大论》曰:"恐伤肾"。每个人在流产前后皆有恐惧感,引

妇 科

起精神过大的压力。现代医学研究认为,精神压力过大能导致内分泌紊乱。中医学说的"肾"功能包括现代医学的生殖系统、内分泌系统、神经系统、免疫系统等系统的功能。而在"肾"实质的研究中发现:"肾"与"性腺"密切相关。中医肾—天癸—冲任—胞宫构成的生殖轴与西医的下丘脑—垂体—卵巢—子宫性腺的功能极为相似。女性属阴,以血为本,用中药辨证治疗该病可以多成分、多系统、多环节、多层次进行整体治疗,起到整体的调节作用。中药特别是对人体全身阴阳平衡功能的调节具有明显的作用。根据以上认识,拟方滋阴种子汤加减治疗,收到了较好的疗效。

滋阴种子汤方药组成:生地黄 24 g,山药 18 g,山萸肉 18 g,淫羊藿 18 g,菟丝子 20 g,黄柏 15 g,黄芪 30 g,香附 15 g,丹参 30 g,女贞子 15 g,旱莲草 15 g,覆盆子 15 g,枸杞子 15 g,龟板胶 10 g(烊化),阿胶 10 g(烊化)。水煎常规服。偏阳虚者加鹿角胶、制附子、巴戟天、去黄柏;肝郁痰湿重者加白芍、半夏、陈皮;气血虚者加当归、鸡血藤、紫河车。

方义分析:生地黄、山萸肉、女贞子、旱莲草益肾养阴,黄柏(盐炒)入肾清热;黄芪、当归大补气血;香附疏肝理气解郁;丹参凉血、活血、通络;仙灵脾、菟丝子、枸杞子、覆盆子滋养肾气;龟板胶、阿胶滋补阴血,进一步加强滋阴补肾之功能。总之,本方起到滋阴补肾调节生殖的功能。

例一:刘某某,女,32 岁,峡山区岞山镇马家屯村民。于2006 年 7 月 15 日就诊。

患者 8 年前人工流产后至今未孕。曾经反复到潍坊、济南等多家医院求治,罔效。心中郁闷,烦躁易怒,面部潮红,汗出。月经 14(3~6/25~66),色红,量少,舌质红少苔,脉弦细。B

超示:子宫卵巢发育正常,卵泡大小为 0.8 cm×0.6 cm。证属肝肾阴虚不孕。

7 月 18 日月经来潮,按上法月经来潮第五天开始服药,共服用 13 剂,服完 13 剂中药即月经后第 14 天,B 超查卵泡 1.0 cm×0.8 cm。心烦易怒、面部潮红、汗出好转。效不更方,如上法服用完第四个疗程,共服药 52 剂。已经无自觉症状,感觉良好。

11 月 2 日月经又来潮,再服药 13 剂。月经后第 14 天,B 超示:卵泡大小为 2.2 cm×2.1 cm,张力好。嘱其唤在外地工作的丈夫立即回家。月经再未来潮。停经后第 45 天,B 超示:妊娠子宫,约 4.4 cm×3.1 cm,妊娠囊回声。囊内点状胎芽回声,可见原始心血管搏动。于 2008 年 8 月 12 日顺产一健康女婴。

2014 年 4 月追访,女儿健康,并且在 2014 年 4 月 9 日生一健康男婴。

方歌:滋阴种子淫二山,地归芪香丹柏全,二至五子缺车味,龟板阿胶不孕欢。

例二:苟某某,女,28 岁,昌邑市某房地产开发公司会计。2013 年 11 月 19 日初诊。

不孕症 6 年。6 年前怀孕 50 天行人工流产术后,月经 16(4～10/37～45),量少,有血块,下腹部坠胀,腰骶部疼痛。白带色黄量多,有腥臭味。曾到多家三甲医院治疗,诊断为盆腔炎、阴道炎、输卵管不通、继发性不孕等症。刻诊:精神抑郁,性欲低下,面部潮热,出汗,烦躁易怒,腹软,下腹部压痛(＋),舌质红苔微黄,脉弦滑。诊断为:湿热带下(盆腔炎、阴道炎),月经后期,气滞血瘀,毒邪阻塞经络,肾阴虚,继发性不孕。

妇 科

治则:先予以清利湿热毒邪,继之活血化瘀,再用滋阴补肾之法。

内服药物治则为清利湿热毒邪:易黄汤加味。

药物组成:黄柏15 g,白果15 g,山药15 g,芡实15 g,车前子15 g(包煎),蒲公英30 g,鱼腥草30 g,茵陈30 g,益母草30 g,艾叶12 g,半枝莲15 g,薏苡仁30 g,当归15 g,白术15 g,苍术30 g,三棱15 g,莪术15 g,皂刺30 g,王不留行30 g,远志20 g,牛膝30 g,地榆炭30 g。7剂一疗程。水煎服,日一剂,分三次饭前温服。

药渣外用法:把药渣放入布袋内,再放锅内蒸透,甲硝唑6片研成细末,放于下腹部,把药渣袋放于甲硝唑面之上,每次热敷30分钟,日两次。

外洗阴道法:见《中药熏洗治阴道炎所致不孕症》篇。

11月24日二诊:下腹部胀痛、腰痛已经痊愈,白带正常,无异味。巧逢月经来潮第一天,查性激素六项:HFSH(卵泡生成素)8.84 mIU/ml(正常值0.7～5.0)、HLH(黄体生成素)8.33 mIU/ml(正常值1.0～5.0)、TESTO(睾酮)0.61 ng/ml(正常值0.15～0.51)。湿热毒邪已除,盆腔炎、阴道炎已愈。诊断为卵巢功能低下,属中医学的肾阴虚范畴。

治以滋补肾阴,恢复卵巢功能。

方用:滋阴种子汤加味。

药用:生地黄24 g,山萸肉18 g,女贞子15 g,旱莲草15 g,黄柏15 g(盐炒),黄芪30 g,当归15 g,香附15 g,丹参20 g,淫羊藿20 g,枸杞子15 g,覆盆子15 g,龟板胶10 g(烊化),阿胶10 g(烊化),远志20 g。水煎服,日1剂。应用13剂。

12月22日三诊:服用上药一个疗程后,烦躁易怒、面色潮红、汗出明显好转,从月经来潮第五天开始继续应用上方一个疗程13剂。从月经第14天立即服用活血化瘀、通络活络之剂。

药用:桂枝茯苓丸加少腹逐瘀汤加味。川芎15 g,赤芍30 g,当归30 g,元胡15 g,三棱15 g,莪术15 g,制乳香15 g,蒲黄15 g,五灵脂15 g,炮姜15 g,肉桂15 g,小茴香15 g,云苓20 g,桃仁15 g,牡丹皮15 g,桂枝15 g,皂刺30 g,路路通30 g,穿山甲8 g(冲),王不留行30 g,黄药子15 g,水蛭6 g(冲)。8剂,黄酒水煎服。

2014年3月4日四诊:末次月经在2014年1月21日,月经已经69天未来潮,轻微恶心,妊娠试验HCG(+)。昌邑市妇幼保健院B超示(检查号:2014034010):子宫前位,形态增大,宫内探及一妊娠囊回声,大小约0.8 cm×0.5 cm,内探及胎芽回声,双侧附件区未见异常。检查提示:早孕(建议复查)。

按:此例因流产所致多种妇科疑难病症引起的复杂难治之不孕症,治疗起来十分棘手。治疗必须认真辨证,有序进行,做到诊断明确,用药合理。第一步清利湿热、解毒。第二步活血化瘀,通输卵管,打通精子、卵泡相互结合的通道。第三步恢复卵巢的正常功能,也就是达到新的阴阳平衡。第三步应当在第一步、第二步治疗的同时找准时机应用,这样才能使患者早日怀孕。

笔者从2001年1月至2014年1月共收治33例,其中27例已怀孕生子,6例症状好转。虽然疗效较好,但是仍有需要完善之处。

第四章 男 科

第一节 不射精治验

尹某某,男,32岁,昌邑市某小区干部。2006年7月6日就诊。

不射精1年。婚后性生活正常,生一子,6岁,健康。一年前因人事问题不能如意,逐渐地虽然能同房,但硬度下降,不能达性高潮,不射精,但有梦遗。伴有精神抑郁,全身疲乏无力,腰膝酸软。刻诊:青年男性,面色略显苍白,精神不振。查血压124/70 mmHg,心肺(-),腹软,肝脾不大,腰膝酸软。舌质淡红,苔薄白,脉弦细尺弱。

证属:肝郁脾虚,肾阳虚衰。

方用:五子衍宗丸、六味地黄丸、逍遥丸加减。

药物组成:麻黄10 g,急性子15 g,熟地黄18 g,山药15 g,山萸肉15 g,石菖蒲10 g,淫羊藿15 g,仙茅10 g,鹿角胶15 g(烊化),白术15 g,王不留行20 g,牛膝30 g,补骨脂15 g,菟丝子20 g,覆盆子15 g,枸杞子10 g,韭子15 g,制马钱子0.9 g,蜈蚣1条(冲),柴胡15 g,当归15 g,郁金15 g。水煎服,日一剂。

方义分析:急性子即凤仙花成熟种子,微苦温、有小毒,活血通络、开窍,其果实轻轻一触即爆裂掉子而得名;制马钱子,苦寒有毒,能通络散结。《中药学》曰:"能兴奋中枢神经系统,特别对脊髓有高度的选择。"本品毒性较大,必须炮制后再用,服用过量可引起肢体颤动、惊厥、呼吸困难,甚至昏迷等中毒症状;蜈蚣辛、温、有毒,祛风、定惊,张锡纯谓其"走窜之力最速,内而脏腑,外而经络,凡气血凝聚之处,皆能开之。"《本草图解》谓其气味俱薄,能通利九窍;淫羊藿、仙茅、鹿角胶、补骨脂、菟丝子、覆盆子、韭子温补肾阳。熟地黄、山药、山萸肉、枸杞子能滋补肾阴补肾涩精;山药、白术补益脾气;柴胡、当归、香附、郁金能疏肝解郁;麻黄开关通闭,《男科妙方》云:"麻黄素是肾上腺素受体兴奋剂,可使交感神节后纤维释放儿茶酚胺,对射精有促进作用,类似阴茎勃起的神经介质。"综合上药能疏肝健脾,温肾助阳,生精开窍。

体会:本病在中医学中早有论述,远在公元 610 年隋巢元方等撰著的《诸病源候论》有"精射不出,但聚于阴头"。清代《辨证奇闻》中有"有人交合时,忽闻雷轰,或值人至,精不得泄……"等记载。论其病因,大多医家认为系肾阳不足,阴虚火旺,心脾两虚,痰血阻滞等因。

功能性不射精是指在正常状态下,性交不能射精。其主要原因是缺乏性知识,性交方式不妥,精神紧张,夫妻感情不和,过度疲劳,反复手淫,女方恐惧性交痛,或长期饮酒、抗癫痫药、镇静药等。所以临床治疗不射精,一般应用健脾滋肾开窍法,补先天不足,益后天脾胃生化之源,调摄起居,清心寡欲,避免房劳过度,养肾益肾,养精蓄锐,大都能获良好的身心状态及治疗效果。

第二节　精液不液化性不育

徐某某,男,32 岁,昌邑市北孟镇朱阳村农民。2008 年 8 月 16 日就诊。

结婚 4 年未育,原来以为其妻有疾,经多家医院反复诊治,其妻生殖系统无明显影响生育的疾病。本人亦无明显不舒服症状,很明显处于无症可辨的情况。但是其精液经化验液化时间 62 分钟,显然不正常,又无自觉症状。舌质深红,苔薄白而少,脉弦略数。《素问·至真要大论》曰:"谨守病机,各司其属,有者求之,无者求之"。就是说,诊病问疾有明显症状固然要寻求它的原因,没有明显症状的更应该追究它的迹象。舌质深红,究其原因属有热,属阴不制阳的肾阴虚,虚火旺盛,煎熬阴津所致。治则滋肾养阴,泄相火以养阴液,方用知柏地黄汤加味。

处方:熟地黄 30 g,山萸肉 18 g,山药 18 g,牡丹皮 12 g,泽泻 12 g,云苓 12 g,知母 12 g,黄柏 12 g,元参 15 g,麦冬 15 g,枸杞子 15 g,天花粉 15 g,仙灵脾 20 g。水煎服,日一剂。

患者服用上方 20 剂,身体有轻松感觉。查舌质较前红得轻,已不深红。其妻月经当至未至,停经第 15 天,用大卫早早孕(HCG)检测试纸检测(+)。于 2009 年 6 月生一健康男婴。

体会:知母地黄丸加味滋阴降火,治疗肾阴不足所致的阴虚火旺引起的各疾病疗效较好。

熟地黄补肾以滋肾水;山萸肉温涩肝经;泽泻宣泄肾浊;牡丹皮清泄肝火;山药补肾益脾;云苓淡渗脾湿;知母、黄柏清泄肝肾之火,起到滋阴降火作用,治疗肾阴不足、相火偏亢、阴虚火旺所致的疾病。再加麦冬、天花粉、枸杞子增液生津，元参益阴生津，清热解毒，仙灵脾温肾助阳兼制知母、黄柏的寒凉之性，进一步增加滋阴降火的作用，达到阴平阳秘的目的。

第三节　男子不育症治验

林某某，男，35 岁，昌邑市东方家园社区。2002 年 10 月 26 日就诊。

结婚 4 年未育。平素身体状况较好，无遗传及传染病史。查血压 124/70 mmHg，双肺（－），心率 76 次/分，律正，腹软，肝脾未触及。舌质淡红，苔薄白，脉弦滑。四肢、生殖器发育正常。精液检查，pH 值 7.3，精液 2.2 毫升，精子数 1.9×10^6/毫升，精子活动率 19.17%，精子活动度一般，畸形率 38.5%。诊断：男子不育症。

处方：六子衍宗汤加味。

熟地黄 24 g，山药 16 g，山萸肉 16 g，云苓 15 g，牡丹皮 10 g，泽泻 10 g，韭子 15 g，桑葚子 20 g，枸杞子 15 g，覆盆子 15 g，沙苑子 15 g，菟丝子 20 g，怀牛膝 15 g，肉苁蓉 15 g，紫河车 10 g（冲）。水煎服，每日一剂，两个月为一疗程。

加减：精子活动力降低及死精加鹿角胶 10 g（烊化）、巴戟天 10 g、蛇床子 10 g。阴虚者五心烦热，精液量少，脉细数加女贞子 15 g、旱莲草 15 g、龟板胶 15 g（烊化）。精液色红或有红、白细胞者加黄柏 15 g、白花蛇舌草 15 g、大蓟 15 g、小蓟 15 g。精子数低少者加何首乌 15 g、肉苁蓉 15 g、鹿茸 3 g（冲）。睾丸静脉曲张者加王不留行 30 g、路路通 15 g、制穿山甲 6 g（冲）。肝气郁滞者加川楝子 15 g、小茴香 15 g、郁金 15 g、香附 15 g、柴胡15 g。前列腺炎者加夏枯草 15 g、野菊花 15 g、蒲公英 30 g、鱼腥草 30 g、皂刺 30 g。

2004 年 1 月服上药 2 个半疗程后,来电话述其妻月经已经超期 15 天。查 HCG(+),已经怀孕,停止服药。

体会:中医学认为,男子不育与肾的关系最为重要。《素问·生气通天论》曰:"丈夫八岁,肾气实,发长齿更;二八,肾气盛,精气溢泻,阴阳和,故能有子。"可见生殖之精藏于肾,二八肾气已盛,能正常产生精子,故能生儿育女。所以治疗本病重在补肾生精,滋补肾之真阴真阳,使肾气旺盛,充满生机活力,故能产生生育之精。

现代医学认为:有正常生育能力的男子一次精液排量≥2 毫升,颜色为灰白色,久未排精为淡黄色,pH 值为 7.2 ~ 8.4,精液刚射出时呈胶冻状,20 分钟后变为稀薄的液体,精子密度为 64 万以上/毫升,亦有的报道精子密度为 24 万以上/毫升,精子总数 44 万以上,精子活动度为好或一般,精子正常形态大于 70% 。

精子活动力下降,中医学认为属肾气虚,加鹿角胶、巴戟天、蛇床子、淫羊藿、太子参、黄芪补气益肾。精子过少者属肾精不足,加鹿茸、何首乌、紫河车、肉苁蓉。精液呈红色或有红、白细胞者为湿热所致,加黄柏、白花蛇舌草、大蓟、小蓟。静脉曲张者为血瘀阻塞不通,加路路通、制穿山甲、水蛭、王不留行。肝郁气滞者加用川楝子、小茴香、郁金、香附、柴胡。

总结:自 1990 年 10 月至 2012 年 10 月,共治疗不育症 35 例,治疗一疗程不明原因停药者 11 例,不在统计范围。用药 2 疗程怀孕者 13 例,占 54% ,三疗程怀孕者 9 例,占 37.5% ,治愈率 91.5% 。四疗程仍未怀孕者为无效 2 例,占 8.3% 。服药期间要适当节制房事,戒烟忌酒,禁浴池长期浸泡,特别桑拿浴更应禁止。注意营养及锻炼身体,保持精力体力旺盛。

第四节 逆行射精案

张某某,男,31 岁,饮马镇农民工。2008 年 11 月 20 日就诊。

婚后同居三年妻子未孕。妻子妇科检查及性激素化验正常。刻诊:腰膝酸软沉重,周身疲乏无力。房事正常勃起,有性高潮及射精感。查尿有微量蛋白、活动精子。舌质淡红,苔白微腻,脉弦略滑。查前列腺大于正常,质较硬,触及(+)。

诊断:逆行射精。

辨证:肾虚、湿热瘀滞下焦、精路被阻、肺气不宣。

治宜:补益肾气、清利湿热、宣肺开窍。

方用:菟丝子 15 g,巴戟天 15 g,川续断 15 g,杜仲 15 g,怀牛膝 30 g,山药 30 g,土茯苓 30 g,金银花 15 g,蒲公英 30 g,丹参 30 g,当归 10 g,红花 10 g,路路通 15 g,皂刺 15 g,麻黄 5 g,桑螵蛸 15 g,黄芪 30 g,升麻 10 g,覆盆子 15 g。水煎服,日一剂。20 剂一疗程。

方义分析:菟丝子、覆盆子、巴戟、川续断、杜仲、怀牛膝、山药、桑螵蛸补肾益精,强腰腹;金银花、土茯苓、蒲公英清利湿热;丹参、红花、当归活血化瘀;路路通、皂刺祛痰开窍;麻黄、升麻宣肺开窍。《内经》曰:"肺者,相傅之官,治节出焉。"肾气得益,湿热亦除,上亦治节,下窍得通,异常得除。

2009 年 1 月中旬来电话述疗效:服上药 2 个疗程,妻子月经已经延期 15 天,恶心呕吐。查尿 HCG(+)。到医院检查已经怀孕。

体会:所谓逆行射精,是指在性交过程中有性高潮及射精节律,但无精液从尿道口射出,相反却射到膀胱里的一种病理现象。此病临床少见,但是病情较为复杂。主要原因是由于膀胱颈部内括约肌收缩功能失调,射精时不能紧密关闭所致。本病案属下焦湿热(前列腺炎)致气机逆乱,精液逆走膀胱。故治宜清利湿热、益肾、开窍宣肺。湿热邪气已除,气机通畅,精液自然通利,出其正道。

第五节　神威散治疗阳痿

程某某,男,28 岁,昌邑市围子镇,教师。2002 年 10 月 6 日就诊。

阳痿 3 年加重 2 个月。3 年前结婚,因性功能障碍离婚。再婚 2 个月仍临事不举,不能完成性生活,伴有四肢厥冷、疲乏无力。刻诊:精神焦虑,心情沉重,哭诉求治。追问病史:年轻时有手淫史。舌质淡红、苔薄白,脉弦细。

证属:肝气郁结,肾阳虚衰。

治宜:疏肝解郁,温补肾阳。

方用:神威散加味。当归 60 g,白芍 60 g,甘草 60 g,蜈蚣 18 g(不去头),制马钱子 10 g,露蜂房 18 g,蛤蚧 1 对(去头、足、鳞片),鹿茸 20 g,蛇床子 18 g。上药共为细末,分 20 包备用。

服法:每次服 1/2 包,早晚分两次淫羊藿水冲服。淫羊藿 125 g 加水 2000 毫升,煎取 1500 毫升,每次用 150 毫升冲服药面。余液存放冰箱保鲜层备用。治疗期间嘱患者树立信心,介绍性感集中术,消除焦虑。未出现正常勃起时,严禁性生活。20天一疗程,连用2个疗程。

加减:①小腹冰凉者加附子15 g、阳起石30 g。②早泄者加刺猬皮50 g(配胶囊)20天分服。

2003年2月15日二诊:述夫妻之间性生活融洽,其妻月经超20天未来潮,早孕试验阳性。

疗效观察:自1988年10月至2012年10月共治疗阳痿患者105例,痊愈(阴茎勃起坚硬,能圆满完成性交过程)90例,占86%,有效(阴茎勃起但不甚硬,能完成性交过程)6例,占6%,无效9例,占8%。

体会:本病《内经》中称"阴痿",指男子有性的要求,但阴茎不能勃起,或勃起硬度不够,不能完成性生活。张景岳说:"阴痿者,阳不举也。"历代医家认为本病与肝、肾、阳明三经有关。阳痿的发生多因恣情纵欲,或误犯手淫,致命门火衰,精气大伤。或思虑忧郁,肝气郁结等因素有关。

中医学认为,肝气郁结是重要的致病原因之一。因"肝足厥阴之脉……循股阴,入毛中,过阴器,抵小腹,挟胃属肝……"肝郁则气滞,气滞则血瘀。现代医学认为,阴茎的勃起,本质是血液充盈,潴留于阴茎海绵体中,使之内压升高的结果。有报道主动脉分叉和骨盆大血管的粥样硬化可继发阳痿。阳痿即血瘀的表现,所以当归、杭芍活血化瘀。若恣情纵欲,致肾虚亏损,亦引起阳事不举。《证治要诀》曰:"色欲过度,下元虚惫。"或素先天不足,肾阳虚损。蛤蚧、淫羊藿、鹿茸、蛇床子温肾助阳。蜈蚣通络散结,其走窜之力最速,内而脏腑,外而经络,凡气血凝聚之处皆可开之。《男科妙方》说:其具有类似蜂毒的两种物质,即组织胺样物质及溶血蛋白质。制马钱子能通络散结,近代研究含番木鳖碱(士的宁)、马钱子碱、番木鳖次碱等,能兴奋中枢神经系统,特别是对脊髓有高度的选择。对大脑皮层能增强兴奋和抑制过程。露蜂房甘、平、有毒,归肝、肾经,能散结、兴阳益肾。用于治疗肾虚阳痿、遗尿及尿失禁。

以上诸药改善阴茎海绵体的血液循环,使之血压升高,血液充盈,硬度增强。诸药合用,活血化瘀而不伤正,补益肾气而不留瘀,有通有补,寓通于补,故能取得较好疗效。

第六节 血精治验

高某某,男,41岁,昌邑市奎聚街办农民。2013年2月22日就诊。

同房时血精2个月。因长期外出归来,近两个月同房频繁,发现血性精液,伴有下腹部持续性隐痛,放射至腹股沟及会阴部,伴有尿频、尿痛。曾用抗生素头孢曲松、头孢呋辛、左氧氟沙星静脉滴注1个月,未见明显好转而求诊中医。检查:血压132/84 mmHg,精神紧张,神志清晰,双肺无啰音。A2 = P2,心率96次/分,律齐,胸前可闻及SWI$^+$级,无传导。腹软,肝脾不大,下部无压痛,双侧睾丸无触痛。舌质红,苔薄白,脉弦细数。

证属:血精。

治宜:滋肾阴凉血止血。

方用:知柏地黄汤加味。

处方:生地炭30 g,山药30 g,山萸肉18 g,云苓15 g,丹皮炭15 g,泽泻15 g,大蓟20 g,小蓟20 g,知母15 g,黄柏15 g,芥穗炭15 g,枳壳15 g,杭芍15 g,炙甘草15 g。水煎服,日一剂,

7 天一疗程。给予 7 剂中药。

3 月 28 日二诊：同房血精明显减少，腹部及腹股沟部疼痛已经明显好转。去枳壳、杭芍、炙甘草。继用上方一个疗程。

3 月 4 日三诊：精神好，血精已愈，腹部、腹股沟部已不疼痛。嘱忌食辛辣，节制房事。

体会：血精症属中医学的血精范畴，多于性交后或遗精后发现，大多伴有射精时疼痛，少腹拘急或尿频、尿痛等症。与现代医学的精囊炎、前列腺炎相似。由于房劳过度，纵情色欲，相火妄动，肾阴亏耗，以致阴虚内热，络伤血溢。如张景岳谓："此多以酒色欲念，致动下焦之火而然。"《诸病源候论》亦说："虚劳精血出。"所以治疗本病多以滋阴降火、凉血止血为宗旨。故投以知柏地黄丸，熟地黄改生地炭加强滋阴、降火、凉血止血的作用；大蓟、小蓟、白茅根、芥穗炭凉血止血，清热通淋；加知母、黄柏清化下焦湿热。杭芍、甘草缓急止痛。若遇见舌质红、苔黄腻、脉弦滑者，用龙胆泻肝汤清泻肝胆湿热。再加生地榆、仙鹤草、生蒲黄凉血、止血，往往能获得良好的治疗效果。若遇不育症有血精表现的患者，宜先治疗本病，因血精能引起不育。

第五章 皮肤科

第一节 鹅掌风治疗总结

鹅掌风属中医学外科范畴,与现代医学的手足癣极为相似,是由皮肤真菌感染手掌、足跖和指(趾)间皮肤组织引起的感染,分别称为手癣和足癣。中医学认为,此病多由感受风毒、湿毒凝聚皮肤,甚则气血不能来潮、皮肤失养所致的一类疾病。中医学亦称脚湿气、田螺疮等。因手掌部位脱皮、粗糙皲裂形如鹅掌而得名。余用醋煎中药外洗法取得较好疗效。

方药组成:白鲜皮 30 g,苍术 30 g,白蒺藜 30 g,夏枯草 30 g,白芷 30 g,防风 30 g,地肤子 30 g,蛇床子 30 g,芒硝 30 g,食醋 1500 毫升。

煎法、用法:取食醋 1 500 毫升,将上药用醋浸泡 30 分钟至 1 小时,用武火煮沸后再用文火煎 30 分钟,先用蒸气熏患部,温度适宜洗患部 30 分钟,日两次,每剂用三天。每次洗前再烧开,药汁少了随时加入食醋。

患者姜某某,男,45 岁,昌邑市奎聚街办,工人。2011 年 9 月中旬就诊。

两手掌及足趾龟裂出血,痒痛难忍,患处皮肤如老枣树皮,曾去多家医院诊断为手足癣。患者系建筑工人,泥瓦工二十年余,接受风寒雨露之浸,不洁粗糙之物日日接触,反复对肌肤造成损害,肌肤失养。用本方六剂,熏洗18天痊愈。

体会:鹅掌风病名出于明陈实功1617年撰写的《外科正宗》,认为多因感受风湿毒邪,凝聚于肌肤,气血不能濡润或因接受毒邪传染而得。方中白鲜皮祛风燥湿;白芷祛风止痛;防风祛风解表胜湿;苍术燥湿健脾,祛风胜湿;白蒺藜平肝解郁;夏枯草清肝火,散郁结;地肤子清热利尿,除湿止痒;蛇床子散寒祛风,燥湿杀虫;芒硝软坚泻下,清热解毒;食醋营养丰富,软坚散结,改善体质,预防衰老,清除疲劳,提高免疫力。近代研究还有很强的杀菌能力,对葡萄球菌、大肠杆菌、痢疾杆菌、嗜盐菌及真菌、病毒等皆有杀灭作用。所以用醋煎药能提高疗效,提高治愈率。

用本方共治疗本病35例,9天一疗程治愈16例,2疗程18天治愈19例。复发2例,再用上法治疗有同样疗效。

第二节　机油巧治下眼睑软纤维瘤

李某某,女,8岁,昌邑县北孟公社曹戈庄大队,小学学生。1976年4月11日就诊。

其母述:患儿右下眼睑中部生长一肿物,约4个月逐渐长大,有轻度妨碍视物。曾多次到大医院求诊,诊断为软纤维瘤。曾给予抗生素、激素等药物治疗罔效。1个月前医生用棒剥刺瘊法[※]剥离肿物,有轻微疼痛,不流血。但不久又重新生长出同样的肿物。

刻诊:患儿右下眼睑6点处长一赘生物,色淡红,如皮肤色,底部约0.5 cm^2,高度0.3 cm,表面光滑,触之不痛,柔软,表面无棘刺,根部不粘连。该女孩聪明伶俐,眉清目秀,五官端正,面形酷似鸭蛋,肤色白皙略带红色,如帛裹丹。其母恐其成人后有碍生活,焦急烦躁。身边有一老叟,年过七旬,健康聪慧慈祥,告曰:用机油涂之可愈,每日涂 3~4 次。其母严格遵照要求,日涂 4 次,每次二滴机油,用指腹在赘生物上轻轻涂匀,约涂擦 1 个月竟全部消退。2013 年 12 月份偶遇女孩,仔细观之,发现患处仅留半个小米粒大小的痕迹。

按:该软纤维瘤用机油治愈,初百思不解。后经学习李时珍《本草纲目》竟迎刃而解。《本草纲目》中曰:石脑油,释名亦名石油、石漆、猛火油、雄黄油、硫黄油。气味辛、苦、有毒,主治小儿惊热、疮癣虫癞等。请教昌邑石油化工厂王总工程师,得知:"机油是从石油提炼出的一种产品,即原油的一种成分。"

《健康报》曾载:"根据记载,医学之父希波克拉底早在公元前 400 年就指出,石油中的沥青成分能有效地使伤口愈合,并防止感染;我国医学家李时珍在《本草纲目》里也详细记载了涂抹石油能治疗皮肤病等。现代的医学家和美容专家也都证实了石油的上述效果,石油中的沥青成分可以帮助愈合人体皮肤看不见的微小伤口,从而改变皮肤粗糙、敏感等问题。甚至有人说,浸泡在石油中产生的放松效果,可以让人身心愉悦"(《健康报》2014 年 1 月 15 日 4 版)。

但是《健康报》亦提到:"目前很多美容院在夸大宣传石油浴功效。不能否认石油、煤焦油……可治疗银屑病(俗称牛皮癣)等皮肤疾病,但仅针对轻中度银屑病,且只能是辅助治疗,并不能使患者痊愈,其不能代替药物,不能阻止复发。而且长期石油浴可能出现以下问题:①角化过度。甚至引起皮肤萎缩。②色素沉着。最后出现皮肤萎缩及毛细血管扩张,使皮肤呈异色病样改变。③光毒性皮炎。反复发作或长期接触者可出现皮肤干燥、角化、粗糙,呈苔藓样改变,并伴有色素沉着。④美国国家研究所卫生研究人员提出,石油中含有的煤焦油会让人感染皮肤癌。所以这些新式洗浴方式使用起来还须谨慎。"所以建议患者及卫生工作人员,石油制剂能治病亦能致病,必须在严密观察下小心谨慎地应用,以免造成不必要的伤害。

※棒剥刺瘊法:用粗硬火柴含磷的头部从根部用两根以上火柴相对摩擦,不久整个瘤体剥落,根部再用二至三根火柴的磷头摩擦创面,若有出血,用无菌药球吸干,用纱布覆盖,胶布固定。避免接近生水,约5~6天即愈。

第三节　凉血祛风止痒汤治疗痒疹

刘某某,女,22岁,昌邑市北孟镇李戈庄人,在青岛打工。2001年6月25日就诊。

全身瘙痒5个月。5个月来因长期接触革类制品,逐渐全身瘙痒,四肢内侧较重,曾在青岛多家医院求治,皆诊断为痒疹,给予扑尔敏、维生素C、息斯敏、特非那丁、仙特灵及静滴10%葡萄糖酸钙等药,仍昼夜瘙痒,特别是夜间难以忍受。刻诊:青年女性,发育营养正常,精神抑郁,心肺听诊未见异常,腹软,肝脾未触及,上下肢内侧有红斑样皮肤4块,每块约10 cm×3.5 cm,满布粟粒样帽针大小丘疹,自觉奇痒,有钻心感,夜间更重,不能入睡。四肢内侧及胸部可见血痂。血常规白细胞$8.7×10^9$/L,中性70%,嗜酸性粒细胞6%。尿检阴性,舌质红,苔薄白,脉弦细。

诊断:痒疹。

辨证:风邪热入营血。

治宜:凉血活血,祛风止痒。

方用:凉血祛风止痒汤(自拟方)。

药物组成:苦参 120 g,徐长卿 120 g,荆芥 120 g,防风 120 g,红花 120 g,白蒺藜 120 g,何首乌 120 g,白鲜皮 120 g,赤芍 120 g,牡丹皮 120 g,生地黄 120 g,蝉蜕 60 g。

加水 7 500 毫升,煮沸后再煮 30 分钟,待温度适宜,将药汁及药渣放在洗浴器中泡洗,日洗两次,每次洗 30 分钟,再次洗需重新煮沸。每剂洗两天。用治小儿时根据年龄大小用1/3 或 1/2 量。

6 月 29 日复诊:用上药洗两天 4 次后瘙痒好转,夜间能入睡,疹子消退大半。再用二剂继续治疗。

7 月 2 日再诊:全身疹子已退,瘙痒已愈,灰黑皮肤沉着。

疗效:共运用本方治疗痒疹 32 例,男 14 例,女 18 例,其中孕妇 2 例。年龄最小 8 岁,最大者 74 岁,4 天一疗程。2 个疗程痊愈 19 例,3 个疗程痊愈 12 例,无效 1 例。

方歌:凉血祛风止痒汤,荆防蝉芍丹地黄,苦卿白鲜红首蒺,钻心奇痒定能行。

体会:现代医学认为,此病一般与变态反应有关。《皮肤性病学》(人民卫生出版社,陈洪铎主编,1980 年 10 月)曰:"病因尚不明确,一般认为与异位性体质有关。……亦有认为由于昆虫(如螨)叮咬所致。营养不良、贫血、肠寄生虫、胃肠疾病以及气候变化、卫生条件不良等均可促发病。"该病属中医痒风、瘙痒症等疾病的范畴。明陈实功《外科正宗》认为该病是湿热内蕴于肌肤,不得疏泄所致;或血虚肝旺以致生风化燥,肌肤失养而成。皮肤无原发性损害,遍身瘙痒,夜间尤甚,常因搔抓至皮肤破损而血流,留有抓痕、血痂、色素沉着及革化等继发性损害。所以初起宜清化湿热,祛风润燥,用消风散(当归、生地黄、白芍、防风、蝉蜕、知母、苦参、胡麻仁、荆芥、苍术、牛蒡子、石膏,甘草、木通)。日久用当归饮子(当归、川芎、白芍、生地黄、防风、白蒺藜、荆芥)。

笔者认为,本病与风、湿、毒邪、虫、瘀血等因素有关;或素有血热、复感风邪、浸润肌肤。《素问·至真要大论》曰:"诸痛痒疮,皆属于心。"心主血脉。"风者,善行而数变。"风邪侵袭与血相搏则化热生风,使肌肤瘙痒难忍。本方以赤芍、牡丹皮、生地黄、红花凉血活血;苦参清热燥湿;徐长卿祛风、止痛、活血、解毒、消肿止痒;荆芥、防风祛风解毒,透疹治疮疹、瘙痒;何首乌、白蒺藜相配即所谓"定风丹",养血、祛风、止痒;白鲜皮祛风燥湿、清热解毒;蝉蜕疏风散热解毒,治皮肤瘙痒。全方清热解毒、凉血活血、祛风止痒。

本方治疗痒疹疗效确切。2008 年某局干部患此病治愈。其弟在日本经营运输业,有一位日本朋友长期患此病,在日本各地求医罔效。知道后在 2009 年 3 月索要此方 4 剂,按上法治疗亦获痊愈。2012 年 1 月追访未见复发。

第四节　逍遥四物汤治黄褐斑

林某某,女,36 岁,昌邑市卜庄镇个体老板。2011 年 4 月30 日就诊。

面部起淡黑色斑块 6 年。6 年前怀孕 4 个月时面部逐渐起淡黑色斑块,双颊、鼻眼交界处、额部呈蝶形图案。烦躁易怒,失眠,多梦,面色灰暗少华,生孩子后亦不消退,反复诊治不愈,舌质红,苔薄白,脉弦细涩。

诊断:黄褐斑。

治宜:疏肝解郁,活血化瘀。

方用:逍遥四物汤(自拟方)。

药物组成:柴胡15 g,赤芍15 g,云苓15 g,生地黄15 g,川芎15 g,牡丹皮15 g,栀子15 g,白术15 g,益母草60 g,浙贝母10 g,白芷30 g,桃仁15 g,红花15 g,何首乌30 g,白蒺藜30 g,乌蛇肉6 g(如面、冲)。水煎服,日一剂,七日一疗程。

5月6日二诊:用上药一疗程后,烦躁易怒失眠好转,面部色素变淡。嘱继续应用上方2个疗程。

5月20日三诊:面颊、额部蝶斑基本消失,面色华丽,心情舒畅,朋友见面都夸面部好看。为巩固疗效嘱其再服用一疗程。

体会:黄褐斑俗称蝴蝶斑、肝斑、妊娠斑。现代医学认为,多数与内分泌失调有关,特别是女性雌激素代谢紊乱有关,亦与月经不调、怀孕、心情变化、肝气郁结等有密切关系。中医认为与肝郁血虚、血瘀有关。肝为将军之官,属木而喜条达,体阴用阳,若情志不遂,肝木失于条达,肝体失于濡养,郁久化火,灼伤阴血,血行不畅,导致气血不能濡养颜面。所以用逍遥散疏肝解郁,即《内经》所谓"木郁达之"之旨。肝气横逆,木气犯脾胃,脾虚运化失健,不能"水精四布,五经并行"。气血不能润泽肌肤颜面,致黄褐斑而生。所以投入四物汤加桃仁、红花、益母草,养血活血化瘀。加入乌蛇肉一味,李可老中医曰:"功能祛风止痉。治皮毛肌肉诸疾,主诸风顽癣、皮肤不仁,风瘙隐疹……又据现代医学研究证实,含多种微量元素,钙、铁、磷、多种维生素、蛋白质,营养丰富,养须发,驻容颜,延年益寿。"白蒺藜、何首乌滋养肝肾,乌须发,定眩晕,养血祛风止痒。白芷辛温,归肺、胃经,可治皮肤瘙痒、净肤美肤。若遇面色苍白、神疲乏力、舌质淡红、脉细,属脾胃虚弱,可加四君子汤。若见面白形寒肢冷,手足不温,属肾阳虚,可加附子、桂枝、葱白。

此病顽固,治疗较难,若有效需要长时间治疗,以上治疗办法短者 1 个月,长者可连用 2 个月,嘱病人一定坚持服用,方可取得满意疗效。

第五节　治刺瘊三法

一、火柴剥刺瘊

袁某某,男,10 岁,昌邑县丈岭公社某干部之子。1976 年 3 月就诊。

左手背起半圆形丘疹 4 年。4 年前左手背第 3、4 掌指关节上方起粟粒大丘疹,质地硬,表面粗糙,呈灰褐色,顶端呈乳头状增生,有痒感,不痛。1 年前布满手背约十四五个,大者如豌豆,小者如高粱粒。患儿精神好,五官、四肢发育良好。诊断为刺瘊。

治疗方法:取大头粗杆火柴一盒,蒸馏水 1 支,选择第一个生长的刺瘊,常规局部 75% 酒精消毒。左手持火柴两根,右手持火柴三根,头部蘸少许蒸馏水,用左手火柴顶住刺瘊根部与正常皮肤分界线,右手火柴用力向对边摩擦,火柴头掉下后不断地更换火柴。若有少量出血,随时用消毒棉球吸干,直至瘤体全部消除,再用火柴三四根在刺瘊根部摩擦数次,直至表面平坦。然后再用消毒棉球压迫止血,用纱布包扎,3~5 天创面结痂,1 个月后刺瘊全部自然脱落。共治疗 11 例,全部一次治愈。

注意事项:①刺瘊拿掉后,保持创面干净,避免污水污染。②若有数个瘊子,只需拿掉一个即最先长的刺瘊即可,即所谓"擒贼先擒王"之法。

二、火针治刺瘊法

赵某某,男,23 岁,昌邑县建委干部。1992 年 11 月 20 日就诊。

右手背起刺瘊 5 个,大者如黄豆大,小者如绿豆大,3 年,不痛但有异物感及瘙痒感,抓之易出血,呈多角形,表面粗糙,似菜花状。初起时一个,3 年内发展至 5 个。

治疗方法:取酒精灯一盏,灯芯要大一点,火要旺一点,火针针具一个(较粗),5 毫升玻璃针管一个,铁座 5 号半针头一个。用止血钳轻轻夹住瘊体一边,但动作要轻一点,选择最早生长的瘊体,用火针烫瘊体与正常组织的交界处,小心地逐渐把瘊体全部烫得脱落。然后把仍突出创面的组织烫平。用无菌纱布包扎,若有烫伤,按烧伤原则处理。

注意事项:①因酒精火焰能达 1 500~3 000℃高温,极易烧伤正常组织,一定要十分小心谨慎,尽量避免损伤正常组织。②烧烫时要避开较大的动、静脉及主要器官,防止造成组织损伤。③7~8 岁以下的小儿一般不用此法。

共治疗 9 例,全部一次治愈。

三、中药治刺瘊

姜某某,女,19 岁,昌邑市都昌镇纱织工人。2011 年 6 月就诊。

右手中指甲与皮肤交界处刺瘊一个及手背4个,已3年。

患者3年来右手中指甲缘处起一肿物,初如粟粒,继之增大如豆大,呈褐色,顶端乳头状增生,有触痛,触之易出血,对纱织工作带来诸多不便。欲用火针或火柴剥之,但其怕痛,拒绝应用,求服中药。

功能:清热解毒,利湿散结。

方药:紫草15 g,苦参15 g,马齿苋15 g,生牡蛎30 g,珍珠母30 g,赤芍15 g,红花15 g,蜂房15 g,白僵蚕15 g,板蓝根30 g。

用法:水煎服,日一剂,水煎两遍,药汁混合,分三次饭前温服。

同一处方加米醋750毫升,煎煮30分钟,外洗瘊体,日两次,每次洗30分钟,一剂洗三天。再次洗时要先煮沸药液。若药汁少了,随时加入米醋再煮沸后外洗。洗时放入毛巾一块,随洗随摩擦瘊体,9天一疗程,连用2个疗程。

临床疗效:共应用本方治疗16例,治愈12例,占75%,进步3例,占18%,无效1例,占6%。

体会:中医学认为属于风毒之邪搏于肌肤,阻于经络,与肝热搏于肌膜。肝主筋,肝失血养,肝气外发而生疣赘。或肝失营养,失其藏血功能,致血枯生燥,筋气外发于肌肤,复感风毒之邪相乘而致血瘀,肌肤失养而发生枯筋箭。多称为"四日疣""四日疮""枯筋箭"等。现代医学认为病因为人类乳头瘤,病毒中的HPV-1、HPV-2及HPV-4引起的皮肤赘生物。现代治疗方法很多,如用液氮冷冻、外科切除、激光烧灼等方法,治愈率不高,大多提倡用中医或中西医结合方法治疗。

第六节　中药配合自血疗法
治疗痤疮54例总结

寻常痤疮属中医学的粉刺范畴,又名酒刺,俗名青春痘、青春疙瘩。首见于明陈实功1617年撰著的《外科正宗》。多由肺胃蕴热上熏颜面、血热瘀滞而成。亦与过食膏粱厚味及辛辣食物有关。多发于颜面或延及前胸、背部。皮疹如粟或见黑头,甚至色赤肿痛,挤破出血性粉汁样物,抠后感染脓疱,可形成疖肿及皮脂瘤等。

现代医学认为本病与内分泌异常(如雄性激素水平增高)、细菌感染(如痤疮棒状杆菌寄生)、代谢紊乱(如皮脂腺分泌过剩)、胃肠功能紊乱(如便秘)等有一定关系。本病治疗往往比较困难。特别是青年男女在青春期有碍于异性交往,焦虑不安,情志抑郁,更对治疗起负面影响。用中药及自血疗法取得较好的效果。

典型案例:高某某,女,23岁,昌邑市文苑小区,2008年11月19日就诊。

面部红色粉刺7~8年,痒痛,挤压时有乳白色脂栓排出,口周较多,背部亦有3~4个,曾反复用维生素B_2、维生素B_6、物理疗法、紫外线照射、硫黄霜等法治疗,反反复复疗效不尽如人意。舌质红苔薄白微黄,脉弦略数。

诊断:肺经风热型痤疮。

治宜:清热、凉血、祛风。

方用:泻白散、生地四物加减。

处方:桑白皮15 g,地骨皮15 g,石膏50 g,甘草15 g,牡丹

皮 15 g,生地黄 15 g,紫草 15 g,赤芍 15 g,半枝莲 30 g,黄柏
15 g,栀子 15 g,当归 15 g,金银花 30 g(后入),连翘 15 g。水
煎服,每日一剂,分三次饭前温服,7 日一疗程。

自血疗法:常规碘酒、75% 酒精消毒,抽取本人静脉血 5 毫
升,少商、血海交替注射,即注射右侧血海配左侧少商。血海每
次注射自血 4 毫升,少商每次注射自血 1 毫升。注射穴位下一
次交替即左侧血海、右侧少商。少商穴疼痛较重,注射前可先
用利多卡因拇指阻滞麻醉。

方义分析:桑白皮、地骨皮、甘草为泻白散加石膏,清泄肺
经热邪;生地黄、赤芍、当归、牡丹皮、紫草清热、凉血、通络;黄
柏、栀子、金银花、连翘、半枝莲清热解毒。

加减:便秘者加大黄;皮疹色红者加牡丹皮、元参;有结节
囊肿者加皂刺、莪术、灵磁石;有继发感染者加板蓝根、忍冬藤;
有丘疹型加忍冬藤、紫草。

少商穴在拇指桡侧端指甲旁 0.1 寸处。主治咽喉肿痛、咳
嗽、鼻衄、痤疮等。

《灵枢·顺气一日分为四时》记载:"病在脏者,取之井。"
少商穴为手太阴肺经之井穴,注于自血给予长期的刺激,能清
泄肺热,达到治疗痤疮的目的。

血海穴:屈膝,在髌骨内上缘上 2 寸处。主治:活血、凉血、
止血、解毒。

血海为足太阴脾经穴位,与足阳明胃相表里,能泻胃中实
热,泻火解毒,注射自血 4 毫升加强了持久的刺激作用,增强了
泄热解毒凉血之功能。

口服汤药及自血疗法合用相互影响,相互加强,提高了治
疗作用,取得了较理想的疗效。

11月26日二诊:经治疗,面部丘疹明显减少,继用上方、上法一疗程。

12月2日三诊:面部丘疹已经痊愈。

2010年10月追访,未复发。

疗效判断标准:基本痊愈:丘疹消失,潮红全褪,不再长出新的痤疮,观察1年未复发;显效:丘疹基本明显消失,但仍有新痤疮生长;有效:丘疹明显消失,但仍有新痤疮生出;无效:症情略有好转或无改善。

运用本疗法共治疗痤疮54例,基本痊愈45例,占84%,显效7例,占9%,有效1例,占3%,无效1例,占3%。

第六章　针灸科

第一节　火针应用二则

例一:李某某,男,29 岁,某肉食公司农民工,2001 年 5 月 8 日就诊。

右手拇指指腹流水 3 年。3 年前做针线活时被缝衣针刺伤指腹,流少量血液,3 天后不断向外流水,量很少,曾到某人民医院及某医院诊断为"感染"。反复给予抗生素治疗,流水仍不断。刻诊:右手拇指指腹不断有污水渗出,无异味,用放大镜能窥见针尖样小口,有液体渗出。考虑伤处已经形成小窦道。若不破坏窦道很难愈合。经患者同意,在拇指阻滞麻醉下行火针治疗术。破坏小窦道,术后纱布包扎,常规服用抗生素 3 天。7 天后复查,术口愈合良好,感觉正常。3 个月复查未复发。

例二:张某某,女,47 岁,财政局某干部家属。1998 年 10 月 5 日就诊。

右足大趾疼痛甲下色白 3 天。曾去某医院外科诊断为甲下积脓,欲给予拔甲治疗,因恐惧疼痛求诊于我。刻诊:患者一般情况较好,右大趾甲下白色脓液约占趾甲 2/3,轻微疼痛,波动感。患者同意后,常规局部消毒,用火针开窗约 0.25 cm² 小口,流出脓液约 0.5 ~ 1 毫升。用中药五味消毒饮煎水外洗。

金银花 30 g,蒲公英 30 g,地丁 30 g,野菊花 30 g,冬葵子 30 g,煎水 800 毫升,外洗,日两次,然后用油纱布敷盖,包扎,5 天甲下积脓消失。以后趾甲发育正常。

用火针时注意小心用力,用力过大容易伤及甲床,形成新的创伤,操作时精力一定要集中,动作要轻巧,一定要避免损伤正常组织。

第二节　"五虎擒羊法"治阑尾脓肿

邱某某,女,16 岁,昌邑县丈岭公社邱家庄。1977 年 11 月 20 日入院。住院号 1977110535。

右下腹持续性疼痛反复发作 20 天,发现肿物 2 天。病史:患儿 20 天前发热 38.5 ~ 39.5℃,腹胀,呕吐。脐周疼痛 4 小时后转移至右下腹疼痛。经某卫生室以"肠道炎症"给予青霉素 80 万 U、链霉素 0.5 g 日两次肌肉注射。用药 4 天后体温正常,腹痛好转,因怕耽误学习停药上学。2 天后又发烧,右下腹疼痛加重。继续用上法治疗 4 天,体温正常,腹痛控制。患儿是优秀生,自尊心强,怕成绩下降,执意上学校,家长再三说服不成,又停药上学。4 天后又发作,症状、体征同前。又用上法治疗 6 天,腹部仍有疼痛,其母按摩腹部时发现右下腹有鸡蛋大肿物,即来院诊治。检查:体温 37.5℃,面色萎黄,消瘦,神志清楚,检查合作,发育正常,心肺(－),腹软,肝脾不大。右下腹麦氏点可触及包块约 5 cm×4 cm,质软,有波动感,腹皮绷急,腰部转动时疼痛加剧,右下腹呈蜷曲状,牵引之疼痛加重。舌质淡红,苔薄黄,脉弦细。诊断:肠痈。西医诊断:阑尾脓肿。证属气滞血瘀,腐肉蒸脓,日久脓成未溃。属邪气已衰,正气已虚。治以扶正逐邪,活血化瘀,消脓祛腐。

针灸:阑尾穴、上巨虚、天枢、阑尾周围脓肿处,留针 1 小时,日一次,5 分钟行针一次。取穴如下。

阑尾穴:经外奇穴,当犊鼻下 5 寸,胫骨前缘一横指。

上巨虚:小腿外侧,当犊鼻下 6 寸,胫骨前缘一横指。

天枢:大肠幕穴,腹中部,当脐旁开 2 寸。

五虎擒羊穴:《灵枢·官针》篇曰:"扪刺者,直入一,傍入二,以治寒气,小深者。"或曰:"三刺者,治寒气小深者。"具体取穴针法就是在病灶中间先刺入一针约 10～15 毫米,四周均匀针四针,针尖朝向病灶斜刺。随病灶缩小,针尖逐渐向内移动。

方义:本病为大肠腑疾,故取治疗肠痈经外奇穴阑尾穴为主穴,配天枢通调肠腑之气机,取上巨虚疏导阳明经经气,五虎擒羊穴驱除肠腑积热、腐肉,四穴共用达到活血化瘀、通调肠腑、扶正逐腐之功效。

经过一疗程 10 天的治疗,肿块缩小 1/2,疼痛基本控制。第二疗程后肿块消失,但仍可扪及局部索条状硬结,再配足三里、中脘调补脾胃,扶正逐邪一疗程,日针一次,留针 30 分钟。腹部正常出院。1982 年 1 月追访,腹部平软无不适,身体健康。

体会:阑尾脓肿属中医学的肠痈范畴,早在《灵枢·上膈篇》及《金匮要略·疮痈肠痈浸淫病脉证并治》篇对本病的病因、病机均有所论述。一般认为肠痈致病原因多由于饮食不节、寒温不适、劳伤过度等致使湿热结滞肠内,气血瘀滞,聚而成脓。现代医学认为是急性阑尾炎的并发症,多由于阑尾炎未能及时治疗,或治疗措施不合理,或用药不规范所致。一般可在 B 超的引导下穿刺、抽脓、冲洗,或置管引流,或手术切开引流。若发现脓毒败血症,属中医学热入营血,气血两燔的急危重症,应立即采取积极措施挽救生命,非本法所宜。本法适用于阑尾脓肿成包裹样变、邪气衰、正气已虚者,所以一定谨慎地选择适应证,以高度的责任感严密观察病情。本病例用针灸疗法驱邪扶正,清热通腑,荡涤肠腑积热,行气化瘀,扶正祛邪,取得了较理想的效果。

使用本方法从 1978 年至 2010 年共治疗三例肠痈患者,皆治愈,无遗留后遗症。

第三节　锡类散配制污穴治疗口腔溃疡

李某某,男,68 岁,昌邑市东店社区市民。2012 年 8 月 15 日就诊。

口腔溃疡 5 年,加重 15 天。五年来,每因心情不舒或因失眠或因服食辛辣食物反复发作口腔溃疡。本次发作因 15 天前服食涮羊肉加红色辣椒复发,口下唇、两腮部、舌边皆有溃疡发生,疼痛难忍,伴有大便秘、小便黄、心烦性急,曾用黄柏 15 g、苍术 30 g、胡黄连 15 g 等中药 10 余剂未见好转,静脉滴注抗生素 5 天疗效亦不明显。邀余诊治。刻诊:口臭面赤,下唇、两腮及舌右边黏膜均有 0.2 cm×0.4 cm 大小不等的溃疡,灰色基底,边缘水肿,有红晕围绕,疼痛难忍,舌质红,苔薄黄,脉弦略数。

诊断:复发性口腔溃疡。

治疗措施:①锡类散外敷溃疡面,日三次。②针刺制污穴。取穴位于大指背面中央线上,计三穴。采用四分法点穴。

针刺法:用三棱针点刺后挤出数滴"黑血"即可。左右指交替点刺,每日一次。

8月20日二诊:用上法点刺3小时后疼痛明显减轻,第二天点刺后已不疼痛,溃疡口明显缩小三分之二。第四次点刺后溃疡面愈合。

体会:制污穴是经外奇穴,因其能排泄机体垃圾、促进溃疡愈合有独特的疗效,逐渐被广大医患所重视。据《中国中医药报》2012年7月25日载文报道:中医学认为反复口腔溃疡多为正虚邪实,自身正气不足,遇有饮食不节、脾胃积热等邪实时,则难以排泄废物以致经脉瘀阻,而气血亏虚也易导致溃疡面经久不愈,收敛困难。制污穴是经外奇穴,因其在清理机体垃圾促进溃疡方面有独特的疗效,故也被称为"制污穴"。

锡类散是清尤怡在1768年所撰写的《金匮翼》中的名方,常用于治疗烂喉痧。近代研究对口腔黏膜溃疡、慢性菌痢、慢性肠炎等有效。对志贺、弗氏、宋氏、史密兹痢疾杆菌有抑制作用。乙状结肠镜表明,可使肠黏膜水肿及充血消失,促进溃疡愈合。

制污穴除了能治疗反复发作的口腔溃疡外,对糖尿病患者的皮肤溃疡难以愈合者,一般性溃疡、烫伤、青春痘、带状疱疹、化脓性中耳炎或术口经久不愈者,也有较好疗效。

使用本疗法共治疗口腔溃疡31例,均在点刺放血后3～5次痊愈。

第四节　针刺治疗不孕症

亓某某,女,26岁,农民,山东省日照县西湖区沈疃大队。

1966 年 9 月 24 日就诊。

结婚 3 年未孕。月经 14(4~5/28~30),量中等,血块多。经前四五天及月经期下腹及腰骶部酸痛、腹胀,伴有心烦易怒、乳房胀痛。本次月经 16 日来潮,至 20 日停止。白带色白量不多。检查:中等身材,略瘦,神志抑郁,心肺(-),腹软,肝脾不大,下腹部拒按,舌质红边有瘀斑,苔薄白脉弦滑。

诊断:不孕(气滞血瘀型)。

治疗原则:理气活血通络。

穴位:太冲泻法(双)、三阴交泻法(双)、血海泻法(双)、气海补法、关元补法、足三里补法(双)。

穴位分析:关元、气海为任脉经穴。任脉为阴脉之海,对阴经有调节作用,能调节月经,孕育胎儿。故用该穴补气,养冲任,温暖下焦肝肾,补气行气;足三里胃经合穴,脾胃乃后天之本,补益胃气,资生气血;血海活血化瘀通经脉;太冲是足厥阴肝经腧穴,是肝经之气出入之所,能舒肝理气化瘀。《内经·顺气一日分为四时》曰:"病时间时甚者,取之腧。"三阴交为肝、脾、肾三经交会穴,能疏肝理气、调理气血。以上诸穴共行行气、补气、活血化瘀通经脉的功能,起到了气行则血行,行气、活血、化瘀通络的作用。

疗效观察:以上诸穴,每天针刺一次,留针 15~20 分钟,每 5 分钟行针一次,恰当运用补泻手法,针刺至第 28 天,月经应该来潮而未见来潮,又继续针刺 15 天,月经仍未见来潮,并出现恶心、呕吐、嗜酸等反应。翌日到日照某人民医院检查,诊断为早孕反应。1967 年 7 月顺产一男婴。

体会:针刺疗法是中医学治病救人的重要手段之一。肝藏血、脾统血、肾藏精。肝肾同属下焦,肝藏血、肾藏精,肝血与肾精相互滋生。肝与脾,肝藏血,脾主运化,肝血有赖脾的资生,脾的运化有赖肝的疏泄。脾与肾,肾为先天之本,脾为后天之本,脾主运化需肾阳之温煦才能发挥其运化功能。肾精需脾的运化水谷精微以不断补充和化生才能完成,"作强之官,伎巧出焉"。

中医治病把病人看作一个有机的整体,五脏六腑,四肢百骸,相互影响,相互作用,才能完成各自的正常功能。所以该患者通过以上穴位的针刺调节脏腑经脉功能,怀孕产子。

第五节　针刺治疗肝火头痛

张某某,女,59岁,农民,昌邑县北孟公社曹戈庄,1968年10月20日就诊。

头痛6个月。追问病史:因家务郁闷发怒,继之头痛,巅顶部较重,呈持续性、阵发性加重,未见恶心、呕吐。每因心情不舒疼痛频率及程度均加剧。刻诊:神志清楚,痛苦面容,面色红润,焦躁不安,口中臭秽,大便燥结,双手抱头,臀部翘起,双腿跪床,大声呼叫头痛!检查:血压128/82 mmHg,心肺(-),肝脾未查出异常,舌质深红苔黄腻,脉弦滑。

诊断:头痛(肝胆火盛型)。

治则:清泄肝胆实热、止痛。

取穴:太冲(双)、太阳(双)、四神聪,均用泻法。

针刺方法:常规75%酒精棉球穴位消毒。四神聪起针后,再用三棱针每次放血0.5毫升以上;太冲泻法、太阳泻法。每5分钟行针一次,起针后用手捏起针孔,用三棱针再放血数滴。三棱针点刺出血能清火泄热。所以用三棱针针刺头痛立即止痛。该患者后来患癌症去世,头痛未复发,享年85岁。

体会:众所周知,针刺疗法对许多疼痛有很好的疗效。太冲穴是足厥阴肝经的腧穴,是该经经气出入之所,具有治疗该经及所属脏腑疾病的作用。《内经》曰:"肝足厥阴之脉是厥阴之脉从趾上行,环阴器属肝络胆,通行肝之气血,故曰肝足厥阴之脉也。起于大趾丛毛之际,上循足跗上廉,去内踝一寸,上踝八寸,交出太阴之后……属肝络胆……与督脉会于巅。"所以足厥阴肝之脉能泄肝胆实火,治疗肝胆实热引起的头痛;太阳穴是经外奇穴,别名前关。取穴:眉梢与眼角连线的中点向后约一寸凹陷处,主治头痛面瘫,直刺0.5~1寸;四神聪经外奇穴,位于百会穴前、后、左、右各一寸,主治头痛、眩晕,治皮针0.5~1寸,起针后再用三棱针点刺放血尽量多放,每穴应放0.5毫升以上。《灵枢·九针·十二原》曰:"锋针者,刃三隅,以发痼疾。"锋针即今之三棱针。《灵枢·官针》曰:"病在经络痼痹者……病在五脏固居者,取以锋针。"此法能治肝胆经实热。故对肝火盛所致的头痛有良好的疗效。

用本法治疗三例。第二例病人系本医院老院长之妻,48岁,昌邑县岞山公社太保庄人。头痛3年,曾多处求医,反复治疗,效果不尽如人意。1978年农历除夕(腊月二十九日),我下夜班后看到老院长在长吁短叹,愁眉苦脸,满脸无奈。一经询问,老院长就如实诉说其妻之病如何如何愁煞人。当时我鼓足了勇气自荐去治病。老院长欣然同意。诊断后病因症状基本与上一例相同,立即用上述方法给予治疗,起针后头痛立刻停止,未再复发。2009年春天,30多年后老院长偕嫂子到诊所叙旧,谈起此病,感激之情仍溢于言表。

第三例:2011年5月,故乡昌邑市曹戈庄村乡医曹医生来电话寻求帮助,有一病人 30 岁,头痛如裂,面红目赤,详细询问症状如同病例一,曾用多方治疗仍头痛不止。告诉乡医用上法治疗,竟然一次痊愈。至今一年多亦未复发。

第六节　针刺治愈痰症

中医的痰指的是某些疾病的病理产物或致病因素。不论因病生痰或因痰致病均与肺脾二脏有关,有"脾为生痰之源,肺为贮痰之器"的说法。其一,是指呼吸道分泌物的病理产物,如热痰、寒痰、燥痰等。其二,是指病因病机,如风痰、痰湿、痰浊等。本症所指乃是呼吸道的病理产物。

针刺祛痰是减少病人痛苦、加快疾病痊愈的重要治疗措施之一。笔者曾对一例痰多病人用此疗法取得了非常明显的效果。

邢某某,女,38 岁,日照县西湖区沈疃大队,1966 年 8 月 23 日就诊。

发热、咽部疼痛 5 天,大量吐痰不能进食 3 天。3 天来大量痰从口中不断吐出,两手不断从口中挖痰,色青质稀,向四周墙壁、被褥涂抹,弄得满屋是痰,饮水即吐。检查:体温 38.6℃,神志清楚,呻吟,两目凹陷,口唇干燥,心肺未查出明显病变,舌质红苔白腻,脉弦滑数。

诊断:痰症。

取穴:丰隆(双)、少商(双),均用泻法。

针刺方法:75% 酒精棉球穴位消毒,丰隆双侧取泻法,少商双侧取泻法,再用三棱针点刺出血。

取穴:丰隆在小腿外侧,当外踝上八寸,条口外、距胫骨前缘 2 横指。主治痰多、哮喘、胸痛等;少商在拇指指甲旁约 0.1 寸处。主治咽喉肿痛、咳嗽、鼻衄等症。

疗效:当针刺右侧丰隆穴时,针刺到 1 寸深时吐痰立即停止。少商点刺放血后,病人立即索要水及食物。当即喝水约 150 毫升,食用煎饼 1/4 个,4 小时后体温正常。翌日再按上法针刺一次,痊愈。

体会:丰隆穴是祛病的重要穴,历来受到医家的高度重视。《内经》曰:"胃足阳明之脉,起于鼻之交頞中……入缺盆,下贯膈,属胃、络脾。"该穴是足阳明胃经的络穴,能沟通阴阳表里的经气,加强了表里二经的联系和经脉之气的交接传注。足阳明胃与足太阴脾二经相互表里,"脾为生痰之源"。少商是手太阴肺经之井穴。《灵枢·顺气一日分为四时》记载:"病在脏者取之井。"又"肺为贮痰之器"。所以点刺少商放血能清肺脏之热痰。实践证明以上两穴针刺安全有效,对肺之热痰确有良好疗效。

第七章 癌 症

第一节 清利湿热合五毒胶囊治疗肝癌

张某某,男,71岁,峡山区太保庄镇梁家庄。2012年12月22日就诊。

肝癌2年,术后1周。患者2年前因右上腹隐痛加重1个月,去潍坊两家三甲医院核磁检查均发现右肝巨大占位病变,胎甲球(+),诊断为肝癌晚期。给予化疗2个月,曾一度好转。2周前突然病情加重,疼痛难忍,腹部肿大如鼓,有大量腹水。给予肝肿瘤切除术,剖腹后发现癌变广泛转移,嘱其家属已经无法手术,关腹缝合自动出院,准备后事。

刻诊:患者精神萎靡,神志尚清,食欲不振,消瘦,巩膜黄染(++),腹胀大,皮肤有数条青筋暴露,右上腹约有8 cm手术切口,已经愈合。右胁下可触及约10 cm、剑突下可触及约14 cm的肝脏,表面凹凸不平,坚硬如石,双下肢水肿,舌质暗红,舌下有青筋暴露,苔黄腻,脉弦滑。证属湿热毒邪浸淫肝脏,气滞血瘀,致湿热内停瘀结成块。

治以清热解毒,活血化瘀,以毒攻毒。

药物组成:一方:茵陈30 g,龙葵30 g,三棱15 g,莪术15 g,栀子15 g,赤芍30 g,白花蛇舌草30 g,半枝莲30 g,山慈姑30 g,黄芩8 g,制蒲公英10 g,虎杖15 g,柴胡10 g,丹参

30 g,焦山楂 15 g。水煎服,日一剂,10 天一疗程。二方:五毒胶囊。蕲蛇 2 g,全蝎 2 g,蜈蚣 2 g,守宫 2 g,土鳖虫 2 g。共为细末,装胶囊,每次 3 粒,日三次,用上药液冲服,10 天一疗程。

2013 年 1 月 1 日二诊:其家属来取药时述病情稳定好转,疼痛较以前轻,食欲增加。继续一疗程。

2013 年 1 月 12 日三诊:病情继续好转,遵效不更方大法继续服药 50 剂后,患者精神好转,食欲增加,体力逐渐恢复,能自己做饭,能赶集上店,能经营买卖。全家皆大欢喜。原方再服用 55 剂,自己感觉已愈,患者拒绝再服药。

2013 年 8 月 21 日其家属来述:因大怒后病情突然加重,一阵阵迷糊,口臭,腹胀,腹痛,腹肿,不能进食。急兑上药 3 剂及五毒胶囊。经治疗无效,于 8 月 23 日病逝。

运用此方共治疗三例肝癌患者,皆不同程度地延长了寿命。因为三例肝癌皆属晚期重症,若肝癌患者能早期应用此法治疗,坚持服药,可能有更好的疗效。

按:原发性肝癌属中医学的癥瘕积聚范畴,是我国常见的肿瘤之一,恶性程度大,死亡率高,并且其发病率有逐年增高的趋势。中医学认为多由情志抑郁、气机不畅、气滞血瘀而复感受邪毒侵袭所致。本法从清热解毒利湿以及以毒攻毒之法治疗,取得了一定的疗效,值得进一步探讨。

第二节　五味消毒饮加味治皮肤癌

冯某,男,77 岁,昌邑市宋庄人。2002 年 7 月 25 日就诊。

患者十年前右面颊部起黑色斑块,略高出皮肤,时有瘙痒,近 2 个月来瘙痒加重,不痛,流臭水。去某医院病理切片检查:

诊断为皮肤癌。给予放射、化疗 3 周,效果不明显。伴有食欲不振、恶心、疲乏无力。停止治疗,求助中医药。刻诊:神志清楚,精神尚可,右面颊部可见 1 cm×1.5 cm 黑色斑块,中央溃烂、流水、臭味,质坚硬。用蒲公英煎液清洗疮面,去痂后溃疡面呈菜花状,边缘清楚,质硬如石。周围淋巴结未触及。舌质红,苔薄黄,脉弦滑。诊断为皮岩(皮肤癌)。

治宜:清热解毒,软坚散结。

方用:五味消毒饮加味及杜记独角膏(铁岭市杜记膏药厂)。

药物组成:①内服汤剂:金银花 30 g,野菊花 30 g,紫花地丁 30 g,冬葵子 20 g,蒲公英 30 g,萆草 15 g,半枝莲 30 g。水煎服,日一剂。②外用杜记独角膏:成分中含有独角莲、全蝎、巴豆霜、蜈蚣、密陀僧、黄连、当归、五倍子、大黄、三棱、厚朴、生川乌、香附、白芷、猪牙皂、红大戟、黄柏、羌活、桃仁、莪术、生地黄、独活、麻黄、木瓜、天花粉、枳实、细辛、苦杏仁、蛇蜕、芫花、生草乌、肉桂、槟榔、元参、防风、蓖麻子、甘遂、穿山甲。

煎法、用法:①处方诸味中药先浸泡 30 分钟,武火煮沸后,再用文火煎煮 30 分钟,药汁倒出,再加入适量温水煎第二遍,煎法同上。两次共煎出药液 800 毫升,混合分三次饭前半小时温服。忌食辛辣助火之品。另煎一剂,用蒸气熏患处,待温度适宜用纱布蘸药汁洗患处,一次洗 30 分钟,日一次,一剂洗三天,每次洗前须再烧沸。②待疮面干燥,把独角膏用温水泡软敷于疮面。一块独角膏用三天,每次清洗创口时取下,清洗结束后再贴上。

8 月 25 日复诊:用上法连续治疗 30 天,用中药 30 剂,创面愈合,食欲增加。追访病灶未复发。7 年后因心脏病发作突然去世,享年 85 岁。

　　体会:运用本法自 1998 年至 2013 年共治疗皮肤癌 13 例,
年龄全部在 55 岁以上。男女比例为 7∶6。全部经过有规律的
治疗,如放射、化疗等。

　　癌症属中医学的"岩"症范畴,身体各部位均可发病。为
身体的恶性赘生物,因其性状坚硬如石,状如山岩而得名。因
发病部位不同而有不同的名称。如《中医外科学讲义》(上海
中医学院主编,上海科学技术出版社,1964)分为皮岩、肾岩、
舌岩等等。多因恚怒忧思、气郁血凝与痰火凝结经络而成。

　　五味消毒饮首见于《医宗金鉴》,为治疗各种疔疮痈疖的
有效方剂。经现代研究,对癌细胞有抑制、杀灭作用。如冬葵
子有清热解毒、消肿散结功效。常用于治疗肝癌、乳癌、淋巴肉
瘤等病。独角膏组成复杂,含有三十八味中药,其中很多味对
癌细胞有抑制和杀灭作用,如全蝎、蜈蚣、巴豆霜、生川乌、生草
乌等。所以取得了较理想的作用。

第八章　论文精选

第一节　补中益气汤治疗喷嚏11例

李继功　姜其善

（昌邑县中医院）

【关键词】补中益气汤;喷嚏;治疗应用

喷嚏属现代医学过敏性鼻炎范畴。近年来,笔者根据祖国医学理论,结合临床经验用补中益气汤治疗喷嚏15例,效果较为满意。现将资料完整的11例总结如下。

1. 一般资料　本组病例中,男6例,女5例,年龄25～35岁4例,36～45岁7例。鼻部检查所见:11例均有不同程度鼻黏膜苍白水肿,以下鼻甲为重,鼻腔内有水样分泌物。化验三大常规均在正常范围。胸透心肺与膈肌无异常变化。

2. 方药组成　补中益气汤:炙黄芪30 g,炙甘草10 g,人参10 g,当归10 g,陈皮10 g,升麻3 g,柴胡3 g,炒白术10 g。水煎服。加减:恶寒重者加附子,恶心者加半夏、砂仁。

3. 疗效判定　喷嚏每日在1～2次者为痊愈。

4. 治疗结果　3剂痊愈2例,6剂痊愈4例,10剂以上痊愈5例。

5. 病案举例　王某,女,44岁。1990年3月15日就诊。

诊前 3 个月鼻部作痒不适,继之喷嚏,由日十余次至近百次,时时喷嚏,连续不断,影响工作,醒后即作,入睡则止,夜间、清晨及感受凉风则重。伴全身疲乏无力,恶食油腻。舌淡红苔薄白,脉沉细无力。肝功能(－)。诊断为喷嚏。证属阳气不足,治宜升阳益气。投上方补中益气汤加附子 10 g、肉桂 10 g,水煎 3 剂。3 月 19 日二诊:喷嚏基本控制,效不更方,再服 3 剂巩固疗效。随访至今,喷嚏痊愈,饮食已不厌油腻。

6. 体会 《内经》曰"人之嚏者何气使然?岐伯曰:阳气和利,满于心,出于鼻,故为嚏。"在正常情况下,喷嚏是阳气充和的一种表现。若喷嚏连绵不断,伴全身乏力,受寒冷刺激、夜间加重,为阳气虚弱之象。故笔者对本病的治疗采用补益中气之法,用补中益气汤加味而收到满意效果。

(载于《山东中医杂志》1991 年第 10 卷第 6 期)

第二节 不食面食症

李继功　李金凤　王丽萍　王小红

(昌邑市中医院)

女,72 岁,1994 年 8 月 21 日就诊。不能食面食已 4 年。4 年前突然发热、恶寒、头痛、身痛、食欲不振,服西药后上述症状好转,但不能进食面食,且日渐加重,食则恶心、呕吐,大便呈黑色稀水样,日 3 ~ 4 次,每次 50 ~ 100 毫升,舌质红,苔焦黄厚起刺,脉弦滑。查体:腹胀,未触及包块,肠鸣音亢进。余正常。血象白细胞 18.2×10^9/L,中性 0.79,淋巴 0.21。诊断:热入阳明。治则:峻下热结。投入大承气汤:大黄 10 g,厚朴10 g,枳实15 g,芒硝10 g。加水至400毫升,先煎厚朴、枳实,取汁200毫升煎煮大黄5分钟去渣,内芒硝微火而沸,取汁即服一半,2小时后再温服一半。6小时后腹部阵痛但不重,随即大便燥矢5枚如杏子大,色黑,坚硬如石。次日诊之,舌红好转,舌苔薄黄无刺,能进食馒头1两。再给开胃进食的保和丸2剂,胃气渐复,饮食如常。

体会:大承气汤运用于阳明热邪入里转成腑实之证,邪实而正气不虚。患者患疾之初出现发热、恶寒、头身疼痛之太阳表证,由于误治故热邪入里与燥矢相结,成为阳明腑实证。不食面食、恶心、呕吐、腹胀是腑气壅滞,气机升降失调,腑气上逆所致。大便呈水样是热结旁流。脉弦滑是阴液未枯竭,正气未虚。口干燥、苔焦黄厚起刺是阳明腑实之表现。故用大承气汤中大黄苦寒泄热,荡涤肠胃;芒硝咸寒,软坚润燥;枳实、厚朴苦温行气,破结除满。

(载于《山东中医杂志》1999年第18卷第9期)

第三节　活血化瘀结合辨病辨证治疗糖尿病并发症

程光照[1]　李继功[2]　张本夫[3]
(1.淄博市淄川中医院　255100;2.昌邑市中医院　261300;
3.胶州市中心医院　266300)

【关键词】活血化瘀;糖尿病并发症;辨证治疗

临床与实验资料表明,糖尿病不仅有血瘀存在,而且血瘀的发生和发展是糖尿病并发症发生和加重的主要原因。近年

来,笔者采用活血化瘀结合辨病辨证治疗糖尿病并发症,疗效
较为满意,报道如下。

1 活血化瘀合益气养心法治疗糖尿病性冠心病

主证:心悸不安,寐少梦多,饥饿则心悸加重,胸闷、胸痛阵
作,两胁撑胀,四肢乏力,气短神疲,口干饮水不多,尿量一般,
大便干,纳食可。舌质暗红或有瘀点瘀斑,舌下静脉青紫迂曲,
苔薄,脉细弱涩。

辨证:消渴日久气阴两伤,瘀阻心脉。

治疗与方药:治以益心气、养心阴、活血化瘀。方用生脉饮
合丹参饮加减。党参(或人参)、麦冬、黄芪、五味子、丹参、檀
香、砂仁、当归、川芎、郁金、葛根、茯苓、炙甘草。胸痛甚加失笑
散、炒乳香、炒没药、三七粉;口渴多饮、大便干加知母、石斛、天
花粉;头晕、血压高者加牡蛎、牛膝;血糖高重用党参、黄芪、葛
根,加山药。

例1,男,56岁,1993年8月12日初诊。1989年查体时
发现糖尿病,未予正规治疗。半年前,消瘦乏力加重,伴心悸、
头晕、神疲、胸闷不适,针刺样胸痛阵作。心电图示冠状动脉供
血不足,诊断为冠心病,服心血康等至今,效果不著。刻下:上
症皆具,且睡眠不宁,夜间少汗,口干不欲饮水,大便干,小便稍
多,饮食可。舌暗红有瘀点,苔薄少津,舌下静脉青紫,脉沉细
弱。空腹血糖12.33 mmol/L,尿糖(++),血压22/12.5 kPa,
心电图:Ⅱ、Ⅲ、aVF、V3之ST下移均≥0.05 mV。辨证为心气
阴不足瘀阻心脉之胸痹。治以益心气养心阴、活血通脉。用上
方水煎服并服消渴丸,每次10片,每日3次。15剂后,症状减
轻,睡眠好转。服30剂,空腹血糖10.48 mmol/L,尿糖(+),

心电图好转。原方又服 30 剂,心悸、胸闷消失,胸痛偶尔发作,精神好。空腹血糖 8.79 mmol/L,尿糖(-),心电图各导联 ST 均<0.05 mV,血压 20/12 kPa。病情稳定,嘱服消渴丸与心可舒以巩固疗效。

按:心脉瘀阻是中医胸痹病的一个证型,而糖尿病性冠心病此型尤多。益心气养心阴是标本兼顾之法。气得补则帅血以行,津血充则血行通利,又有活血化瘀药使瘀化血活,则冠心病可轻可愈。

2 活血化瘀合益气养阴化痰熄风法治疗糖尿病性脑血管病

主证:半身不遂,或僵硬不得屈伸,或痿软无力,口眼歪斜,言语不利,面色少华,倦怠神疲,或有头晕,口干或口黏,便干,食不知饱或纳果,小便混浊,舌瘦色红或舌胖苔厚,舌下静脉曲张,脉沉细弦或沉缓,血糖值高。

辨证:气阴两虚,肝肾不足,痰瘀阻络。

治法与方药:六味地黄汤合补阳还五汤加减。熟地黄、山药、山茱萸、茯苓、丹参、黄芪、党参、赤芍、川芎、桃仁、红花、地龙、僵蚕。阴虚火旺加知母、黄柏、地骨皮、玄参;气虚甚重用黄芪;痰浊甚加苍术、清半夏、藿香、石菖蒲;血压高加生龙骨、生牡蛎、石决明、天麻、牛膝。

例2,男,56 岁,1995 年 7 月 8 日初诊。5 年前因三多一少症在本院确诊糖尿病。住院治疗月余好转出院。但该患者不按时服药且仍苦嗜烟酒,于 1995 年 6 月 3 日并发脑血栓形成,住院治疗 35 天好转出院后今日来诊。查:左半身不遂,口眼轻度右歪,言语欠流利,头痛而晕,口干欲饮,小便黄混,大便干,饮食可,睡眠多,舌红暗有瘀斑,苔黄厚干,脉弦细略数。空腹血糖 14.46 mmol/L,尿糖(++++),血压 24.2/13.8 kPa。辨证为气阴两虚肝肾不足,痰瘀阻络风阳上扰之中风。治以补益肝肾、益气活血、化痰熄风。用上方加生龙骨、生牡蛎、牛膝、天麻、石菖蒲,日 1 剂,水煎服,同时服消渴丸,每次 10 片,日 3次。巯甲丙脯酸 25 mg,日 3 次。30 剂后,语言较前流畅,头痛头晕减轻。空腹血糖 12.34 mmol/L,尿糖(++),血压 21.2/12.0 kPa。于上方中去生龙骨、生牡蛎继服;巯甲丙脯酸25 mg,日 2 次;消渴丸原量照服。45 天后,头痛头晕消失,语言清晰,步履较稳,口干减轻,大小便基本正常。舌质红略暗,苔较厚稍干,舌上有淡瘀斑,脉弦细。血压 18.8/12.0 kPa,空腹血糖 10.22 mmol/L。病情减轻并较稳定,遂停服汤药,仍服消渴丸 10 片,日 3 次;通络丸(补阳还五汤加味制丸)6 g,日 3次;巯甲丙脯酸 25 mg 每日 1 次。随访至今病情稳定。

按:糖尿病的基本病机是阴虚燥热,燥热之邪耗气伤津,气虚则推动无力,津伤则血液黏稠,气虚血瘀故致中风。

3 活血化瘀合补益肝肾法治疗糖尿病性视网膜病变

主证:头晕目眩,两目干涩,视物模糊,五心烦热,消瘦乏力,腰膝酸软,口渴易饥,便干尿黄,舌红略暗或有瘀点瘀斑,舌下静脉迂曲,苔少少津,脉细数。

辨证:肝肾阴虚,血瘀目络。

治法与方药:补益肝肾,清肝明目,活血化瘀。杞菊地黄汤合四物汤加减。生地黄、枸杞子、菊花、牡丹皮、山茱萸、山药、茯苓、丹参、赤芍、谷精草、决明子、三七粉。眼底出血初起者宜凉血止血、益气养阴,加党参、白茅根、二至丸;出血久不吸收者加泽兰、益母草、红花、花蕊石等;恢复期宜加黄芪、牡蛎、夏枯草、海蛤粉、土贝母等益气活血、软坚散结之品。

例3,男,64岁,1994年4月21日初诊。糖尿病16年,1992年夏天自觉两目干涩、视物昏花,诊为糖尿病性视网膜炎,服达美康、鱼肝油至今。刻下:两目干涩,视物模糊,视力下降,眼前时有黑影晃动,头晕心烦,睡眠多梦,腰酸腿软,口渴易饥,尿黄便干,舌质暗红有瘀点,苔少而干,舌下静脉紫黑,脉细略弦数。空腹血糖12.22 mmol/L,眼底可见渗出、水肿与少量出血。辨证为肝肾阴虚、血瘀目络之视瞻昏渺。治以补益肝肾、清肝明目、活血化瘀。用上方加二至丸、白茅根水煎服,日1剂。同时配服达美康80 mg/d,分2次服。1个月后微效。之后方中加党参、花蕊石、土贝母,去白茅根,水煎服,达美康160 mg/d,分3次服。连服60天后,症状明显减轻,视力提高,空腹血糖8.56 mmol/L,眼底出血吸收,食、眠正常。效不更方,原方继服。达美康改为80 mg/d,分2次服。30天后头晕目干消失,视力又有上升,空腹血糖7.78 mmol/L。眼底无明显异常。遂停服汤剂,服杞菊地黄丸9 g,日2次;达美康40 mg/d。随访至今无发展。

按:糖尿病的眼部并发症很多,但以视网膜病变为多见而且危害性最大。应用中西药结合积极治疗。选用中药,要注意出血初期慎用活血药,要选用化瘀而不加重出血、止血而不留瘀之品。

4 活血化瘀合温补脾肾法治疗糖尿病性肾病

主证:面色晦滞,乏力神疲,畏寒肢冷,头晕耳鸣,腰膝酸软,食少便溏,夜尿频多,面目及下肢浮肿,口干不欲饮。舌质淡暗有瘀斑,舌体胖大,苔白腻或红光无苔,脉沉弱或沉弦涩。

持续蛋白尿。

辨证:脾肾阳虚,瘀血阻滞,水湿停聚。

治法与方药:济生肾气汤合补阳还五汤加减。熟地黄、山药、山茱萸、茯苓、泽泻、熟附子、肉桂、牛膝、车前子、苍术、泽兰、益母草、丹参、赤芍、川芎、黄芪。肾虚浊泛呕恶食少者加清半夏、生姜、大黄;舌红光无苔者加天冬、玄参;血压高加生牡蛎、白茅根。

例4,女,60岁,1994年7月14日初诊。糖尿病15年,于1993年3月发现面部浮肿、蛋白尿,诊为糖尿病性肾病至今。查见面目浮肿以下眼睑为著,双下肢轻度浮肿,饮食较少,口干饮水不多,白天尿少,夜间频多,面晦头晕,腰膝酸软,耳鸣眼花,大便溏量少,舌质暗淡,舌下静脉青紫,苔白腻,脉沉弱细涩。空腹血糖 10.68 mmol/L,血压 21.4/12.6 kPa,尿蛋白(＋),尿素氮8.2 mmol/L。辨证为脾肾阳虚、水湿内停、瘀血阻滞之水肿。治以健脾补肾、活血化瘀、温阳利水。用上方加生牡蛎、白茅根水煎服,日1剂;同时服达美康80 mg/d,分2次服;巯甲丙脯酸25 mg,日3次。30天后,水肿减轻,血糖9.58 mmol/L,尿蛋白(＋),尿素氮 8 mmol/L,血压 20.2/12 kPa。中药原方继服,达美康改为120 mg/d,分3次服,余药同前。服1个月,浮肿基本消退,余症减轻。血糖降至7.89 mmol/L,尿蛋白(＋),尿素氮 7.4 mmol/L。又原药继服1个月,血糖7.3 mmol/L,尿素氮正常,血压 18.7/12.0 kPa。停服中药汤剂,嘱服肾气丸与六味地黄丸,每次各6 g,日服3次;达美康80 mg/d,分2次服;巯甲丙脯酸25 mg,日2次。随访至今,病情稳定。

按:消渴日久,阴损及阳,阴阳两虚,脾肾受损。脾虚则不能健运,肾虚则不能固涩,且久病血瘀日重,故精微下漏水湿潴留水肿之病作。治疗在温补脾肾同时加重活血利水之药取效方速。肝阳上亢高血压者加平肝之品效佳。

5 活血化瘀合通痹止痛法治疗糖尿病性肢端坏疽

主证:单侧或双侧下肢酸痛或抽痛,指(趾)麻木冷痛,或干黑或溃疡,口干舌燥,神疲乏力,睡眠不宁,小便浑黄或多,大便多干,饮食一般,舌质暗红,舌体胖,脉沉弦或细涩。血糖高。

辨证:气阴两伤,瘀血阻滞经脉,指(趾)端失养。

治法与方药:补肾益气,活血通脉。用黄芪桂枝五物汤合补肾通脉饮(吕仁和教授方)加减。黄芪、桂枝、当归、赤芍、白芍、黄精、生地黄、葛根、夜交藤、丹参、木瓜、川续断、牛膝、秦艽,水煎服。乏力甚加党参;口干甚加玄参;肢体痛甚或有虫行感者加炒乳香、炒没药、地骨皮。

例5,男,62岁。左足趾疼痛加重1个月,右足趾疼痛加重3天,于1996年11月16日入院。患糖尿病12年,间断服药未系统治疗。走路时小腿与足趾痛2月余,近1月来加重。查双足趾紫暗凉,局部皮肤灰暗、干燥、薄脆起皮屑;左足背与胫后动脉搏动消失,右足该两处动脉搏动均减弱。疼痛夜甚,下垂减轻,口干不欲饮,食少,小便一般,夜眠欠佳,形体微胖。舌淡暗,舌下静脉青紫迂曲,舌苔白厚,脉沉细涩。空腹血糖8.87 mmol/L,尿糖(+)。血液流变学检查:高黏血症。辨证为阳虚寒凝、脉络阻痹型坏疽。治以补肾温阳、益气活血、通痹止痛。中药用上方水煎服,并配服降糖、抗凝、改善微循环等治疗。1月后疼痛减轻,但仍夜痛甚不能走路。又于上方中加水蛭、炒乳香、炒没药、马钱子粉(吞服)。治疗1月病情好转,空腹血糖 6.87 mmol/L,疼痛明显减轻,能下地慢走。

按:糖尿病性肢端坏疽也称糖尿病足,是糖尿病之常见严重慢性并发症,属中医消渴、坏疽等范畴。多由糖尿病日久,阴损及阳,阳气虚衰,经脉瘀阻,血行不畅,肢端失于温养所致。故治以补肾壮骨、益气温养、活血通脉,使血活脉通肢体得养而疼痛减轻、病情好转。

总之,糖尿病之慢性并发症的治疗,采用活血化瘀结合辨病辨证,确较单纯应用活血化瘀法或不结合活血化瘀法疗效显著。同时因为糖尿病慢性并发症大都为严重的难治之症,故临床应配用降糖、降脂、降压、抗凝、改善微循环等西药治疗。需特别强调的是,不论何种并发症,有效控制血糖是取得疗效的关键,因此,临床用药绝不可忽视选用适宜降糖药物。

(载于《山东中医药大学学报》1997 年第 21 卷第 5 期)

第四节　藿香正气散新用二则

李继功　李金凤　张胜军　王世竹
(昌邑市中医院)

【关键词】藿香正气散;食欲不振;高热

藿香正气散见于《太平惠民和剂局方》,由藿香、紫苏、白芷、大腹皮、茯苓、白术、陈皮、半夏曲、桔梗、炙甘草、生姜、大枣 12 味药组成。为解表和中、理气化浊而设,适用于外感风寒,内伤湿滞,寒热头痛,胸膈满闷,心腹疼痛,恶心呕吐,肠鸣泄泻,口淡苔白腻等症。笔者用于多种疾病均有良效,举例如下。

1 子宫肌瘤术后食欲不振

女,44 岁,因患子宫肌瘤在我院妇科行子宫肌瘤切除术,术后一般情况良好,第二天肠功能恢复排气,可进流质饮食,但无食欲,曾用多种健脾助消化药无效。证见:精神萎靡,懒言,时有恶心,不思饮食,舌质淡苔白腻,脉濡缓。辨证为脾虚湿阻,方用藿香正气散加味:藿香 16 g,紫苏 10 g,白芷 10 g,大腹皮 10 g,茯苓 10 g,炒白术 10 g,陈皮 10 g,半夏 10 g,桔梗 10 g,炙甘草 10 g,生姜 15 g,大枣 10 g,砂仁 6 g,焦山楂、炒神曲各 10 g。水煎服,日 1 剂。服药 1 剂即思饮食,6 剂饮食恢复正常。

按:食欲不振往往表现于多种疾病,由于外感内伤伤及脾胃,脾胃虚弱,运化失常而湿自生,湿困脾土则为不思饮食。藿香正气散和中化湿,加焦山楂、炒神曲消食健脾开胃,故收效满意。

2 膀胱癌术后高热

男,65 岁。因患膀胱癌行结肠代膀胱再造术,术后刀口愈合良好,体温持续升高在 39.5~40.5℃之间。曾用青霉素 500 万单位静滴,日 2 次,用药 5 天,先锋霉素 5 g 静滴,日 2 次,用药 4 天,但高热不退。证见神志清楚,面色红润,口干苦,大便干,小便黄、量少,舌质红,苔黄腻而干,脉弦数。白细胞 9×10^9/L,中性 0.74,淋巴 0.26;体温 40℃。辨证属湿热交阻留恋气分,投以藿香正气散加减:藿香 16 g,紫苏 10 g,姜半夏 10 g,茯苓 10 g,白术 10 g,厚朴 10 g,白芷 10 g,砂仁 10 g,茵陈 10 g,薏苡仁 30 g,水煎服,日 1 剂。服 3 剂后体温降至

38.5℃ 。守方连用 10 剂,体温恢复正常。

按:本例患者高热不退,辨证为湿热交阻,留恋气分,故投以藿香正气散加减,清热于湿中,渗湿而热下,湿祛热孤而热自散。

(载于《山东中医杂志》2000 年第 19 卷第 5 期)

第五节　羚鱼清肺饮
治疗慢性气管炎合并感染疗效观察

李继功　王世竹　李金凤　张胜军　王　静
（昌邑市中医院）

【关键词】慢性气管炎;感染;羚鱼清肺饮;疗效观察

1994 年 2 月~1999 年 2 月,笔者从清肺热入手,以羚鱼清肺饮治疗肺热型慢性气管炎合并感染 102 例,收到了较好的疗效,报道如下。

1　临床资料

102 例患者,其中 25~35 岁者 12 例,36~56 岁者 21 例,57 岁以上者 69 例。诊断标准参照陈灏珠主编《内科学》(人民卫生出版社,第 4 版)所列标准拟定。①咳嗽、咳痰伴喘息,每年发病持续 3 个月以上。②上述症状连续 2 年或以上,并排除其他心肺疾患。③每天咳嗽连续 3 次以上,每日痰量在 3 毫升以上。④舌质红,苔薄黄或黄腻。⑤白细胞计数在 $10.0 \times 10^9/L$ 以上,中性粒细胞 >0.76。⑥体温正常或 37℃ 以上。

2 治疗方法

自拟羚鱼清肺饮药物组成:炙麻黄 10 g,苦杏仁 10 g,石膏 30 g,甘草 10 g,鱼腥草 30 g,羚羊角粉(冲)3 g,黄芩 10 g,地骨皮 10 g,前胡 10 g,白果 10 g,葶苈子 10 g,沙参 10 g,麦冬 10 g。水煎服,日 1 剂。

3 治疗结果

治愈:每天咳嗽不超过 2 次,吐痰量在 1 毫升以下,体温不超过 37℃,白细胞计数在 10.0×10^9/L 以下,中性粒细胞 <0.75。共 70 例,占 68.63%。显效:每天咳嗽不超过 3 次,吐痰量在 2 毫升以下,体温在 37℃ 以下。共 31 例,占 30.39%。无效:各种症状无明显改变。1 例,占 0.98%。

4 体会

本文所讨论的主要是外感风热或气郁化火壅遏于肺,出现咳痰黄稠、咳而不爽、口渴咽痛、发热、头痛、舌质红苔薄黄、脉浮数或滑数的热证咳嗽,治以辛凉宣泄、清肺止咳。方中麻杏石甘汤辛凉宣肺;鱼腥草、黄芩、前胡、地骨皮、羚羊角粉清热解毒、祛痰止咳、抗菌消炎;白果在大队泄肺药中,敛肺定喘止咳而不伤肺气;葶苈子泻肺祛痰,用于实证咳嗽疗效肯定;加北沙参、麦冬滋阴清热,解除热邪伤阴之虑。适当减少本方用量用于小儿支气管感染及大叶肺炎均有较好疗效。

(载于《山东中医杂志》2000 年第 19 卷第 4 期)

第六节 浅谈中医对老年痴呆的认识和治疗

张本夫[1]　程光照[2]　李继功[3]

（1.青岛市胶州中心医院；2.淄博市淄川中医医院；

3.昌邑市中医院）

老年痴呆是一种慢性进行性精神衰退性疾病,包括了中医的老年呆病、文痴、善忘、郁怔或癫疾等病症。主要临床表现为记忆障碍、智力减退以及行为与人格的改变,严重者丧失生活自理能力以至于死亡。探讨该病病机与中医辨证防治方药是对老年人健康长寿具有重要意义。

1 老年痴呆的病机

1.1 脑髓空虚神机失灵　中医认为脑是由髓汇聚而成的。肾藏精,精生髓,髓上通而汇于脑,肾为先天之本,主生精、藏精、生髓,当人至老年,肾气渐衰,肾精渐虚,则精髓不足脑海空虚,脑质萎缩,脑力衰减,因而失去灵机记性。此外,肾精有先天之精和后天之精,后者补充和滋养。前者后天之精由水谷经脾胃运化而生成,因而脑功能与肾脾二脏的功能有密切联系。

1.2 气血不足神明无主　心主神志和主血脉的功能是密切相关的,气虚、血虚、气血两虚均能影响心主神志的功能活动。特别是心与脾的关系更为密切。因脾为气血生化之源,脾旺则气血充足,心得其养。

1.3 气滞血瘀元神失聪　人体之气无时无刻不在推动和激发着人的各种生理功能,而气的运动形式不外乎升降出入四种。

它们之间的协调平衡运动,是维持和协调机体各种正常生理功能的重要因素。"气为血帅,气行则血行,气滞则血止",气滞导致血瘀.累及脑窍,使脑组织缺乏营养并可损害脑组织,导致清窍不清,神情呆板,反应迟钝而发生痴呆。

1.4 痰阻清窍神识迷蒙 痰是机体的病理产物,在正常情况下,津液的生成、输布,排泄主要依赖脾、肺、肾三脏功能的正常发挥。年老体衰,脏腑功能减弱,均致痰浊,痰为黏滑之邪,性能流动,随气之升降出入,上阻脑窍则令清空失灵神志迷蒙而生痴呆。

2 老年痴呆的辨证治疗

2.1 髓海不足型 主证:头晕耳鸣,懈惰嗜卧,思维迟钝,记忆减退,齿枯发焦,骨软痿弱,步履艰难,舌淡苔白,脉沉细弱。治法:填精补肾益髓荣脑。代表方为补肾益髓汤。

2.2 气血不足型 主证:表情呆滞,沉默缄言,或无故嬉笑喃喃自语,或易惊易怕,记忆障碍,失认先算,口齿含混言不达意,失眠多梦,头晕心烦,神疲乏力,舌淡苔薄白或舌红少苔,脉细弱或数。治法:补益心脾。代表方生脉散、归脾汤等。

2.3 瘀阻脑络型 主证:表情痴呆,反应迟钝,言语不利,善忘易惊,或思维异常,行为古怪,伴肌肤甲错,口干不饮,双目暗晦,舌脉暗有瘀斑瘀点脉象细涩。治法:活血化瘀开窍醒脑。代表方为通窍活血汤、桃红四物汤、化瘀汤等。

2.4 痰阻清窍型 主证:表情呆钝,智力减退,记忆障碍,或哭笑无常喃喃自语,或终日不言呆若木鸡,常伴纳呆食少,脘腹胀满,口多黏涎,头晕重如裹,舌质淡苔白腻,脉细滑或弦滑。治法:健脾化痰豁痰开窍。代表方洗心汤、转呆汤、指迷汤等。

3 讨论

临床证明老年痴呆的髓海不足与气血两亏二型大多属于原发性退化性痴呆,即老年性痴呆,而气滞血瘀,痰浊阻窍二型大多属脑血管性痴呆。自由基学说认为,衰老源于自由基对机体的伤害,补肾药有清除超氧自由基和羟自由基的作用,可降低血浆过氧化脂质的含量。补肾法又对下丘脑起作用,益气养血补心药如人参、黄芪、当归等,能兴奋中枢神经系统、提高脑的兴奋性,消退脑水肿、改善、促进脑的代偿功能;活血化瘀祛痰药能扩张脑血管,促进脑血液循环,同时分解、吸收、凝血、赋活纤维蛋白溶血系统活性,吸收、分解、排泄血肿或坏死组织,清除脑水肿。另外,由于脑髓不足与气血不足不可能是截然分开的,痰阻与血瘀也会是痰瘀相结交阻脑窍,所以治疗时还须综合分析,实施肾精与气血并补、祛痰与化瘀同治,以期取得更好效果。

(载于《青岛医药卫生》2000 年第 32 卷第 3 期)

第七节　清营汤治疗外伤性肝脾破裂伴腹腔内感染

李继功　王敬芳　曹振瑞

（昌邑市中医院）

【关键词】肝脾破裂;腹腔内感染;清营汤;疗效观察

1989 年~1994 年,我院收治外伤性肝脾破裂 38 例,其中11 例并发腹腔内感染,我们根据清营汤清营透热、清热解毒、泄热护阴之功效加减应用取得良好效果。

1 临床资料

本组男9例,女2例;年龄最大72岁,最小8岁。其中肝破裂4例,脾破裂6例,肝脾同时破裂1例。住院天数最长28天,最短13天。

2 治疗方法

本组11例中,抗生素、中药同时应用者5例,术后应用抗生素的同时,开始进食后立即投入中药;另外6例,先应用抗生素治疗1周,高热不退再加服中药,做中药治疗前后自身对照。

方用清营汤加味:生地黄30 g,羚羊粉(冲)0.3 g,牡丹皮15 g,玄参15 g,黄连15 g,麦冬22 g,金银花30 g,连翘10 g,淡竹叶10 g,蒲公英30 g,水煎300毫升,日1剂分2次服。加减:热毒盛加清热解毒之蒲公英等,神昏谵语加安宫牛黄丸,惊厥加紫雪丹、钩藤。

3 治疗结果

3.1 抗生素、中药同时治疗组 术后5天体温开始下降,第8天恢复正常体温,住院时间均少于2周。

3.2 对照组 术后7天体温38~38.5℃4例,39~40℃2例。白细胞$(14.0 \sim 22.0) \times 10^9$/L 5例,$28.0 \times 10^9$/L 1例。加服中药3剂后体温降至正常3例,服5剂后降至正常2例,复查白细胞10.0×10^9/L以下,其中1例服1剂后拒服,体温波动在39℃左右,半月后再次服用中药而愈,住院长达28天。

3.3 结果 11例均治愈,有效率为100%。

4 典型病例

患者男,22 岁,因骑自行车摔伤腹部 2 小时入院。腹穿抽出不凝血液,剖腹探查见腹腔内有大量积血,肝脏靠近肝门处有两条纵行裂口,分别长 9 cm、7 cm,深 2 cm,行缝合修补放橡皮引流管后关腹。术后静脉应用甲硝唑、庆大霉素治疗,术后 4 天体温降至正常,拔除引流管并进食,术后第 7 天体温升至 39.5℃,白细胞 18.0×10^9/L,中性 0.90,淋巴 0.10。腹部 B 超报告右下腹有一 10 cm × 8 cm 大小炎症包块。中医辨证:舌质红绛、略干,苔薄白、微黄,脉数,证属邪在营血,尚有气分余热,故投入清营汤加减:生地黄 30 g,羚羊粉(冲)0.3 g,牡丹皮 15 g,玄参 15 g,黄连 15 g,麦冬 12 g,金银花 30 g,连翘 10 g,淡竹叶 10 g,蒲公英 30 g,栀子 15 g,柴胡 15 g。服 3 剂后体温降至 37.5℃,复查白细胞 8.8×10^9/L,中性 0.80,淋巴 0.16,单核 0.04,B 超报告腹腔包块为 7 cm × 5 cm,继服 5 剂,体温正常,腹腔包块消失,痊愈出院。

5 讨论

腹腔内感染是肝脾破裂术后常见的并发症,主要因腹腔内积血所致,特别是肝破裂时有部分胆汁流入腹腔,更易导致细菌侵入,如积血清除彻底,应用抗生素治疗多数可愈,如术后创面仍有渗血,加之引流不畅,致积血聚于腹腔,积血郁久化热,热邪进而传入营血,导致高热。清营汤具有清营透热、凉血祛瘀、清热解毒、泄热护阴之功效,方中羚羊粉、生地黄、牡丹皮具有清热凉血、解毒、祛瘀散结之功效,能消除腹腔内积血;玄参、麦冬清热滋阴;身热烦渴是邪尚在气分,故用淡竹叶、黄连、金银花、连翘清气分之余邪,再加入蒲公英而共同起清热解毒之功;因病在肝络,故加入柴胡、栀子清泄肝火。以上治疗可达到清营泄热护阴之良效。我们体会:特别对抗生素不敏感的患者加用本方,再根据患者不同证候辨证施治,化裁应用,可取得事半功倍的治疗效果。从治疗效果可以看出,加服中药愈早疗效愈好。

(载于《山东中医杂志》1995年第14卷第12期)

第八节　胃窦炎证治三议

李继功　姜其善　胡童临
（昌邑市中医院）

胃窦炎属中医胁痛、胃脘痛、呕吐、吐酸等证范畴。中医学认为:忧思恼怒,气郁伤肝,肝木失于疏泄,横逆犯胃,气机阻塞,胃失和降,因而发生疼痛。故沈金鳌说:"胃痛,邪干胃脘病也。帷肝气相乘为尤甚,以木性暴,且正克也。"胃阴亏虚亦较多见,每因气郁化火,致肝胃之阴亏耗,则疼痛经常发作;或嗜食生冷、饥饱无常损伤脾胃,胃失和降,即能发生疼痛;或肝气郁结,日久化火,火性急迫,犯胃则刺痛甚剧,烦躁易怒。且肝胆相为表里,肝热则胆火上乘,故见口干口苦、苔黄脉数。若热已伤阴则舌红少苔,脉亦弦细而数。

一议肝郁型。患者多为胃脘部胀痛,攻痛连胁,恶心嗳气频繁,舌质淡红,苔薄白,脉弦。治以疏肝和胃法。如患者李某,女,51岁,初诊1990年8月15日。胃脘部胀痛,攻痛连胁3年余,每因心情不畅而加重,伴有嗳气吞酸。X线透视:胃窦部黏膜增粗约 0.7 cm。治以疏肝和胃降气法。以逍遥散加减：当归 10 g，白芍 10 g，柴胡 10 g，茯苓 10 g，白术 10 g，炙甘草 10 g，生姜 10 g，薄荷（后入）10 g，莱菔子 30 g，枳壳 15 g。服上方 12 剂症状消失，钡透胃黏膜恢复正常。

二议肝郁化火型。肝气郁久可以化火，表现为痛势较重，心情易怒，面红目赤，口干口苦，舌质红苔薄黄，脉象弦数。治以疏肝泄热法。如张某，男，31 岁，1990 年 2 月 15 日初诊。胃脘部疼痛难忍 2 年，心烦易怒，口干口苦，时欲饮水，右上腹拒按。X 线透视：胃窦部激惹，幽门前区呈痉挛性收缩，钡剂通过暂时发生困难，黏膜增粗 0.8 cm。治以疏肝清热，方用丹栀逍遥散加减：牡丹皮 15 g，栀子 15 g，黄连 10 g，吴茱萸 2 g，当归 10 g，杭白芍 10 g，柴胡 10 g，白术 10 g，炙甘草 10 g，生姜 10 g，薄荷（后入）10 g，莱菔子 30 g，枳壳 15 g。服用上方 9 剂症状消失，钡透复查胃黏膜增粗约 0.1 cm，痉挛收缩解除。

三议胃阴虚型。病程日久，劫阴耗液，可为阴虚型，表现为胃脘部胀痛，五心烦热，舌质红，少苔或无苔，脉弦细数。如王某，女，42 岁，1992 年 5 月 12 日初诊。胃脘部疼痛 20 多年，胸胁部疼痛拒按，五心烦热，舌质红少苔，脉弦细数。X 线透视见胃窦部黏膜紊乱较硬。诊断为胃窦炎胃阴虚型，治以疏泄肝热、滋水养肝法。方用滋水清肝饮加减：生地黄 24 g，山茱萸 18 g，山药 18 g，泽泻 9 g，牡丹皮 9 g，当归 10 g，杭白芍 10 g，大枣 10 g，柴胡 10 g，栀子 10 g，沙参 10 g，鳖甲 10 g。水煎服，日 1 剂，服用 50 余剂症状消失。钡透胃黏膜基本恢复正常。

（载于《山东中医杂志》1994 年第 13 卷第 5 期）

第九节 温下清上法治疗顽固性口腔溃疡45例

李继功 姜其善

（昌邑县中医院）

【关键词】顽固性口腔溃疡；中医药疗法

口腔溃疡为临床常见病多发病，顽固性口腔溃疡更是反复发作缠绵难愈。近几年来，我们采用黄元御的温下清上法，以黄元御善运中气黄芽汤为主方治疗顽固性口腔溃疡45例，收到较好疗效，现报道如下。

1 临床资料

45例中，男33例，女12例，年龄最大61岁，最小26岁；病程最长3年，最短5个月；服药最多I2剂，最少6剂。

2 治疗方法

黄芽汤组成：人参9 g，茯苓6 g，干姜6 g，炙甘草6 g。方解："中气之治崇阳，补火则宜参姜，培土泻水则宜甘苓。"加减如下：心火上炎，心慌烦乱者加黄连、白芍以清心火；肾水下寒加附子、肉桂；肝郁症状明显者加牡丹皮、桂枝疏肝理气。

3 治疗结果

本组45例，经治疗后痊愈43例。43例中，随访1年未复发者36例；6个月内虽然复发，但症状较前明显减轻者7例；

无效 2 例。

4 病案举例

付某,男,60 岁,1986 年 4 月 14 日初诊。口腔多发性溃疡 8 个月余,曾在本县及上级医院诊治多次,服西药 50 余天无效。后改服中药治疗,先后服用牛黄解毒片、六神丸、六味地黄丸及中药汤剂 60 余剂,未见明显好转。患者舌尖、舌边、口腔黏膜多处溃疡,溃疡面大小不等,色白周围红晕,灼热疼痛,进食加重,心烦失眠,纳谷不香,食后脘腹胀闷,大便溏,全身疲乏无力,舌质红绛,苔剥脱,脉细数。辨证为脾肾阳衰,无力蒸腾肾水气化上行以制心火,心火上炎而致口腔溃疡反复难愈。用黄芽汤加味:人参 10 g,干姜 15 g,茯苓 20 g,附子 12 g,炙甘草 10 g,白芍 10 g,黄连 6 g。每日 1 剂,水煎服。

4 月 17 日二诊:溃疡明显好转,口腔灼痛减轻,饮食大增,食后脘腹已不胀闷,精神转佳,舌色红润。效不更方,继用上方,先后共服 12 剂,诸症消失,随访至今未再复发。

马某,男,38 岁,1987 年 5 月 13 日初诊。口腔反复溃疡 2 年余,时轻时重。曾服清热泻火、滋阴降火及清热解毒中药 160 余剂,效不明显。近日来,溃疡加重,言语困难,饮食无味,进食时口舌灼痛难忍。舌边、尖及口唇黏膜有多处溃疡面,最大溃疡面约 1 cm × 1 cm,舌红,苔薄黄,脉虚大。辨证为服寒凉药过多而致脾肾阳衰,温下清上法在所必用。黄芽汤加味:人参 10 g,茯苓 l5 g,干姜 10 g,炙甘草 10 g,肉桂 10 g,附子 10 g,黄连 6 g。每日 1 剂,水煎服。上方共服 9 剂痊愈,至今未再复发。

5　体会

黄元御在临床上非常重视中气的作用,他说:"以故医家之药首在中气。中气在二土之交,土生于火,而火死于水,火胜则土燥,水胜则土湿,泻水补火,扶阳抑阴,使中气轮转,清浊复位。"据此,我们使用温下清上法,用温补药治愈顽固性口腔溃疡,从而说明后天之本脾胃之气的重要性。

我们在临床治疗顽固性口腔溃疡时,发现许多患者溃疡未好,脾胃先伤,究其原因,就是寒凉药用之过多过久。本组45例病人都不同程度地服用过寒凉药物,在使用温下清上法之后获得良效。但对于初患口腔溃疡者,仍须辨证施治。

(载于《山东中医杂志》1990年第9卷第6期)

第十节　小建中汤治疗小儿夜半腹痛

李继功[1]　张本夫[2]　李金凤[1]　聂秀芬[1]
(1.昌邑市中医院;2.青岛市胶州中心医院)

笔者于1984年1月~1998年1月,用小建中汤加味治疗小儿夜半腹痛11例,取得良好疗效。

1　临床资料

11例中,男6例,女5例;3~5岁3例,6~8岁5例,9~11岁3例;病程2~3个月5例,4~8个月6例。血常规检查均在正常范围内,大便常规正常未查出虫卵。

2 治疗方法

用小建中汤加味:白芍 6 ~ 12 g(酒炒),桂枝 3 ~ 6 g,炙甘草 3 ~ 6 g,生姜 3 ~ 6 g,大枣 3 ~ 6 枚(切),胡椒 2 ~ 3 g(捣末),饴糖 6 ~ 24 g。加水 200 毫升,浸泡 30 分钟,先煎前 6 味,去渣,取汁 100 毫升,饴糖微火消解后放入药汁内,温服 50 ml,日 2 次。

3 治疗结果

治愈:服药 3 ~ 5 剂腹痛消失,8 例;显效:服药 6 ~ 10 剂腹痛消失,3 例;无效:服药 10 剂以上仍有腹痛。总有效率100%。

4 病案举例

男,4 岁,1984 年 3 月初诊。发病 4 个月,夜间 12 时左右上腹部持续性疼痛,阵发性加重,辗转不安,冷汗淋漓,无钻顶痛,面色苍白,四肢不温,喜温按。舌淡红,苔薄白,脉沉弦。市级医院诊为胃肠痉挛,给予阿托品、山莨菪碱、四环素、青霉素等治疗,并服用茵陈、黄芩、黄柏等中药,未见好转。B 超肝、胆、脾大致正常。血红蛋白 90 g/L,白细胞 60×10^9/L。大便稀软,虫卵(－)。诊断:虚寒腹痛。治宜温中补虚、和里缓急。投小建中汤加味,服药 3 剂夜半腹痛大减,原方再用 3 剂,腹痛消失。6 年后随访未复发。

5 体会

患儿为稚阳之体,平素嗜食寒凉伤阳之食,治之又给予寒

凉之属,使稚阳一伤再伤,故腹痛发生在合夜至鸡鸣阴气最盛
阳气最弱之时。用缓中补虚、和里缓急的小建中汤加温中散寒
之胡椒,取得良效。

(载于《山东中医杂志》2000 年第 19 卷第 9 期)

第十一节　小青龙汤加减治疗
小儿哮喘性气管炎

李继功

(昌邑县中医院)

基本方:麻黄(去节)3 g,白芍3 g,干姜3 g,五味子3 g,甘
草3 g,桂枝(去皮)3 g,半夏(洗)3 g,细辛3 g。以水 100 毫
升,先煮麻黄去上沫,再加以上诸药,取汁 30～50 毫升。日一
剂频服。

加减:面色㿠白、肢冷加附子1.5 g;烦躁、口唇发绀加
人参3 g、麦冬3 g;痰多难咯加白芥子3 g、紫苏子3 g、桔梗
3 g;面赤苔薄黄指纹色紫加石膏9 g、金银花5 g,干姜改为
1 g、桂枝1 g;反复发作易感冒加黄芪5 g、白术3 g、防风
3 g。

治疗效果:用本方加减治疗小儿哮喘性气管炎 42 例,男
26 例,女 16 例,年龄 1 岁以内 12 例,1～3 岁 30 例。痊愈 35
例,显效 5 例,无效 2 例。总有效率为95%。疗程最短 3 天,最
长 9 天,平均 5～6 天。

(载于《山东中医杂志》1990 年第 9 卷第 3 期。
转载于《医学理论与实践》1991 年第 4 卷第 2 期)

第十二节　血府逐瘀汤治疗顽固性呃逆 37 例

李继功　姜其善

（昌邑县中医院）

【关键词】血府逐瘀汤;顽固性呃逆;疗效观察

呃逆一证临床见之颇多,而顽固性呃逆比较少见。笔者认为,呃逆不止连续三昼夜以上可称顽固性呃逆。近几年来我们共治疗 37 例,除 1 例因脑瘤手术后遗症无效外,其余 36 例均治愈,总结如下。

1　一般资料

37 例中,男 28 例,女 9 例;年龄最小 39 岁,最大者 72 岁;病程最短者 5 天,最长者 9 天;患高血压者 25 例,甘油三酯偏高者 18 例,脑瘤手术后遗症 1 例;其他患者均无异常发现。37 例均为门诊病例。

2　治疗方法与治疗结果

我们采用王清任《医林改错》一书中血府逐瘀汤原方。王氏说:"呃逆俗称打咯忒,因血府血瘀……无论伤寒杂症,一见呃逆,速用此方,无论轻重,一副即愈,此余之心法也。"药方及用量具体如下:当归 12 g,生地黄 15 g,炒桃仁 15 g,红花 10 g,甘草 10 g,枳壳 12 g,柴胡 10 g,川芎 10 g,桔梗 10 g,川牛膝 15 g。水煎 2 次取汁 300 毫升分 2 次饭后服。服药后呃逆止,食欲、睡眠正常为治愈。结果 36 例治愈,1 例无效。其中服药最多 9 剂,最少 3 剂。

3 病案举例

张某,男,67 岁,1991 年 10 月 23 日初诊。呃逆不止 7 天。患者于 7 天前原因不明而发呃逆,1 天后呃逆连连不止,昼夜不停。曾在某医院诊治,经多项检查,除心电图提示冠状动脉供血不足外未查到其他阳性体征,给予安定、旋复代赭石汤以及针灸治疗无明显效果,于发病第 6 天来本院门诊治疗。患者精神萎靡,表情痛苦,呃声连续不止,昼夜不停,无法顺利地表达语言,影响进食与睡眠,舌质紫暗,舌苔薄黄,脉沉弦。辨证为气滞血瘀发呃逆。处方如下:当归 12 g,生地黄 15 g,炒桃仁 15 g,红花 10 g,甘草 10 g,枳壳 12 g,赤芍 12 g,柴胡 10 g,川芎 10 g,桔梗 10 g,川牛膝 15 g。2 剂水煎服。上方共服 5 剂呃逆止,食欲增,睡眠好,药停至今未复发。

4 体会

几年来,通过对呃逆的治疗观察,我们发现顽固性呃逆多与年龄有密切关系,37 例患者中,最小 39 岁,最大 72 岁,多数为 60 岁左右,伴有高血压及甘油三酯高者占多数。中医学认为,血液运行不畅,阻滞于经脉和脏腑内的血液均为瘀血。笔者认为瘀血与高血压、高血脂、动脉硬化在病理机制上有一定的相似之处。在此理论指导下,首先对顽固性呃逆伴有高血压、高血脂的患者施用血府逐瘀汤治疗,取得了满意效果。我们通过对其他患者进行分析,发现多与气机运行不畅有关,气滞则血瘀,是呃逆的主要病因,在此思想指导下,运用血府逐瘀汤治疗取得了理想疗效。

(载于《山东中医杂志》1992 年第 11 卷第 6 期)

第十三节　易黄汤加味治疗慢性盆腔炎105例

李继功　韩庆玺　李金凤　李金萍

（昌邑市中医院）

【关键词】慢性盆腔炎;易黄汤加味;疗效观察

易黄汤是《傅青主女科》[1]中治疗带下而色黄代表方。笔者自2004年1月~2008年1月用易黄汤加味治疗慢性盆腔炎105例取得良好疗效,报道如下。

1　临床资料

1.1　诊断标准　中医诊断标准依据《中医病证诊断疗效标准》[2]并结合临床经验制定:白带量多,或下腹部可触及包块,腰骶疼痛或酸痛,下腹胀痛,经期疼痛加重,神疲乏力,身热不扬,口渴而不欲饮,月经紊乱,大便燥结或溏而不爽,小便黄或短赤,舌质暗红或见瘀点瘀斑,苔黄腻,脉滑数或弦涩或弦滑。西医诊断标准参照《妇产科学》[3]制定:有产后或流产及经期过劳史,性生活忽视卫生或手术感染史。患者子宫内膜、子宫颈及附件有炎性病变,症见下腹胀痛,腰骶疼痛或酸痛,下腹坠胀,白带量多,月经紊乱,经期加重。妇科检查:宫颈举痛,宫体压痛,活动度差,一侧或两侧附件区增厚,或有肿块压痛。B超检查:有盆腔炎症表现。实验室检查:宫颈分泌物异常,病程迁延反复发作3月以上。

1.2　临床资料　本组105例全部为门诊病例,子宫妇科检查和 B 超检查确诊,年龄 21 ~ 58 岁,平均 35.2 岁;病程最短 2 个月,最长 4 年零 2 个月。

2 治疗方法

内服易黄汤加味,以清热利湿解毒为主,佐以活血通经渗湿。药物组成:山药 50 g(炒),芡实 50 g(炒),黄柏 15 g(盐炒),车前子 15 g(包煎),白果 20 g,蒲公英 30 g,鱼腥草 30 g,半边莲 15 g,萹蓄 15 g,延胡索 15 g,苍术 10 g,白术 20 g(麸炒),茵陈 15 g,益母草 15 g,艾叶 15 g,当归 15 g,薏苡仁 20 g。将药先用冷水浸泡 1 小时以上,每次煮沸后再煎 25 分钟,共煎煮 2 次,药液混合为 500 毫升,早晚分 2 次热服。药渣趁热用薄布包好敷下腹部,日 2 次,每次 30 分钟,同时加入 4 片甲硝唑研面散布于药渣表面,注意避免烫伤。气滞血瘀型加柴胡、郁金;湿热重者加茵陈、蒲公英、鱼腥草、半枝莲;寒湿重者加干姜、肉桂。

3 治疗结果

3.1 疗效标准 痊愈:临床症状、体征消失,半年内不复发,宫颈分泌物检查及 B 超检查均正常。显效:临床症状、体征显著改善,炎症大部分吸收,包块明显缩小。有效:临床症状、体征减轻。无效:服药 2 疗程主要症状、体征无变化。

3.2 结果 治疗 1 疗程痊愈 48 例(45.7%),显效 35 例(33.3%),有效 12 例(11.4%),无效 10 例(9.5%),总有效率 90.5%;治疗 2 疗程痊愈 73 例(69.5%),显效 25 例(23.8%),有效 5 例(4.7%),无效 2 例(2%),总有效率 98.1%。

4 讨论

慢性盆腔炎包括子宫内膜炎、附件炎及盆腔结缔组织炎等,此病多由急性盆腔炎治疗不彻底、不及时或患者体质较差疾病迁延所致。临床多用抗生素治疗,相当一部分患者只能暂时缓解症状,往往因劳累、经期、性生活或心情变化而反复发作。

本病属于中医学带下、腹痛、不孕、月经病等范畴,其病机为湿热互结,湿热之邪,流注下焦,客于胞宫,绕于任脉胞脉之间,导致胞脉之气受阻,经络闭阻,致使气滞血瘀,气血不通,不通则痛。故治疗用山药、芡实专补任脉之虚,又能利水,白果可引药入任脉;黄柏清下焦,加入蒲公英、鱼腥草、茵陈、半枝莲、萹蓄清热解毒,苍术、白术、薏苡仁健脾祛湿;艾叶、益母草、延胡索活血通络止痛。用药渣加甲硝唑热敷下腹部,应用药物的浸透作用加强解毒活血通络的功效。内外合用共奏清热解毒、活血通络之功。湿祛热孤热无所依,热毒自散,可达到清热解毒、消除病灶的良好作用,故取得较好疗效。

参考文献

[1] 清·傅山. 傅青主女科[M]. 上海:上海人民出版社,1978:21.

[2] 国家中医药管理局. 中医病证诊断疗效标准[M]. 南京:南京大学出版社,1995:66-67.

[3] 郑怀美,苏应宽. 妇产科学[M]. 2版. 北京:人民出版社,1985:268-274.

(载于《山东中医杂志》2009年第28卷第1期)

第十四节　涌泉穴敷药治疗小儿发热

李继功　姜其善

（昌邑市中医院）

　　治疗方法　生栀子、吴茱萸各等份（1～5岁用8 g，5～10岁用10 g），共研细末，用生鸡蛋清调成糊状，分两份摊在布上，外敷双足心，用绷带固定，8小时后取下，每日1次。取下药物后足心皮肤呈紫色为正常现象。

　　治疗结果　本组共观察治疗63例，男39例，女24例，年龄最大8岁，最小11个月。其中感冒发热44例，扁桃体炎发热9例，上呼吸道感染发热6例，口疮发热4例。扁桃体炎与上感发热患儿白细胞总数及中性分类偏高，其他患儿多正常或偏低。经敷药2次，44例感冒发热患儿，42例治愈；9例扁桃体炎发热，3例体温降至正常；4例口疮发热全部治愈；6例上感发热，3例降至正常，3例无效。

　　（载于《山东中医杂志》1995年第14卷第4期）